JN056232

㊔温泉ビューティ

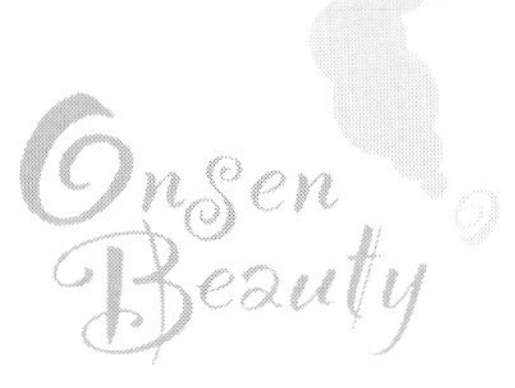

目次

すべての美は温泉から――新・温泉ビューティへ

日本全国を旅すると「美人の湯」「美肌の湯」といわれているところがたくさんあります。いったいその温泉の何がどのように働いて美肌になるのか？　その温泉に入ると、どこがどう美人になるのか？　それを解き明かす説明がほとんど無いことが不思議でした。

美人の湯、美肌の湯の歴史は古く、文献として残っているものでは、一三〇〇年ほど前の『出雲國風土記』に「ひとたびすすげば形容端正しく、再び浴すれば万の病ことごとに除こる」（一度入浴すれば肌が美しくなり、二度入浴すればどんな病も治癒してしまう）との評判でにぎわっている温泉があると、島根県・玉造温泉の様子を伝える記述があり、美肌の湯についての最古の文献といわれています。つまり、日本では温泉で体を癒す湯治と同じくらい温泉で美しくなる「美肌の湯」「美人の湯」の歴史は長いのです。それなのに、どう美しくなるのか、どう美肌になるのかが語られていないのはもったいないと、思いました。

外資系の化粧品会社でマーケティングや広報の仕事をした経験から、肌や体に関する美容の知識は持っていました。温泉と美容の関係を研究するうちに、「温泉は地球がくれた最高のビューティツールである」と、気づきました。

温泉療法医会の植田理彦先生の推薦により、日本温泉気候物理医学会へ入会し、学術総会でさまざまな発表を聴いているうちに「そうか!そういうことか!」とひらめきました。温泉に入って美しくなることを「温泉ビューティ」と命名して研究を始め十七年がたちました。最初の著書『温泉ビューティ』(グリーンキャット刊)が出版されたのは翌年二〇〇七年のことです。

温泉で美肌になることを徹底的に研究しました。温泉に入ることによる物理的作用、さらに、含有するさまざまな成分による化学的作用にも着目し、温泉にはどんな種類があって、どう違うのかを、泉質別の温泉ビューティ作用として深堀りしてみると、それぞれの成分が持つ特徴から、美容作用の違いを分類できました。泉質別の美容的特徴を知ると、肌の悩みや美容の悩みに合わせて、化粧品を選ぶように温泉を選べるのです。

温泉がある場所へ旅をするということにも美と健康の作用があると視野を広げました。日常を離れてリラックスする転地効果などの心理的作用もそうです。

そして、大きな転機になったのは、海、山、森などの自然環境も自然療法のひとつだと知ったことです。医学の分野では、「気候療法」といいます。

北海道大学の阿岸佑幸名誉教授がミュンヘン大学アンゲラ・シュウ教授と一緒にドイツで行う「気候療法士」研修に参加し、ガルミッシュ・パルテンキルヒェンで気候療法と健康保養地での活用法を学びました。「気候療法士」を修了し、山、森、海、川などがもたらす気候環境の特徴を活用すれば、温泉との相乗効果でもっとビューティアップできることを見つけました。

日本各地を旅すれば、その土地ならではの、その季節ならではの旬の食材を味わえます。食養生や地域の食にも着目してみると、「旅ごはん」こそが、身土不二、医食同源、体を整える薬膳の考え方に通じているのです。こうして、温泉旅の要素である「温泉」「自然環境」「食」を組み合わせて美しくなる温泉ビューティツーリズムの理論ができました。

「温泉ビューティ」の根本は心と体を整えることです。これは、例えていえば統合医療的に多角的な美と健康の要素が組み合わされ、重なり合っていくことで、よりビューティアップしていくものだと思いました。それは、中医学（中国伝統医学）の考え方と通じるところがあるのではないかと考え、東京薬科大学と長春中医薬大学で中医学を学び、「国際中医師」（International Traditional Chinese Medicine Doctor）を取得しました。

中国伝統医学から学んだ、人間の体や心、気の流れの整え方は、温泉療法や温泉を旅することで得られる美と健康のウエルネスと通じるところがたくさんあります。

たとえば漢方薬は自然の中にある生薬の組み合わせです。あるいは薬膳は食材や調理法の組み合わせで体を整えます。それなら温泉も同様に使えると考えました。地球にある自然成分の組み合わせで誕生する水が温泉だからです。「温泉の中には地球の生薬がブレンドされている」ゆえに、すべての美の悩みを温泉で解決しようと考えました。

いま起きている美の悩みに対して、その根本を探し、整えていくための、もっとも近道となる「温泉」を選び、入浴法や旅養生法を処方する、新しい温泉ビューティを創ってゆこうと研究してきました。

こうして「温泉」＋「旅」＋「気候療法」＋「中医学」でビューティワールドが広がり、温泉に入ることや各地を旅することの要素を組み合わせていくと、統合医療的な新しい温泉ビューティの道が開けていくことがわかりました。誰も教えてくれなかった「新しい温泉ビューティ」を取り入れて、楽に！ 楽しく！ もっとビューティアップする温泉旅へでかけませんか。

第一章　美肌をもたらす四季の「温泉ビューティ」処方

「肌」は美と健康を映し出す鏡です。温泉を旅することで体や心がここちよく整えば、さまざまな悩みが解決されて肌も輝いていきます。日本には四季があります。各地の温泉へでかけて、春夏秋冬その季節ならではの自然の風景や旬の食材を味わえるのも、日本ならではの楽しみです。じつは人の体にも季節があります。それぞれの季節に起こりがちな、体や心の変化を意識すると、その季節に起こりがちな肌の悩みを解決する糸口が見つかります。季節の肌をもっとビューティアップする温泉と、おすすめの旅先をご紹介します。

一、春のビューティアップ温泉

春は芽吹きの季節です。エネルギーをためこんで耐え抜いてきた冬から、解放されてのびのびと動き始めようとします。それは、植物も動物も人間も同じです。体や心が芽吹き、のびのびと動き出すためには、どんな温泉がよいのでしょうか。春に起こりがちな、美と健康の悩みも解決できる温泉ビューティ処方をご紹介します。

【春に起こりがちな美の大敵】

①シミ、くすみが起こりがち

②たまったものを追い出せない

③重だるい疲労感

④ドライアイ、眼精疲労

⑤寝つきが悪い、覚醒しやすい

⑥決断力が鈍る

【春のお悩み解決温泉】

①シミ、くすみが起こりがち
▼ビューティアップ→硫黄泉＋アルカリ性

春は天候が不安定で気温の変化や乾燥で肌の状態も不安定になりがちです。また、紫外線量が増え、花粉や黄砂などの外的刺激も肌ストレスを招きます。気持ちや体が気候の変化についていけず、調整役の「肝」がお疲れ気味になってしまうと、血のめぐりが悪くなります。必要な血、栄養、水分を体の隅々まで行き渡らせることができなくなってきて、血が滞り「瘀血(おけつ)(汚れた血が滞ってしまうこと)」が生じると、肌の生まれ変わり「ターンオーバー」が正常に行われなくなり、シミ、くすみの原因を招いてしまいます。

そんなときは、硫黄泉で血のめぐりをサポートしていらないものをリリースし、アルカリ性の温泉で古い角質を落として肌のターンオーバーを促しましょう。酵素・ビタミン・食物繊維が豊富な郷土料理も排出を促進するポイントです。

②たまったものを追い出したい

▼ビューティアップ→濃厚硫黄泉＋標高

血のめぐりは内側から美しさをつくります。肌や体をつくるための酸素や栄養を与えるのも、不要なものを追い出しクリアな肌や体に導くのも、「血」が運ばないとできません。血や水が動き出すための原動力は「気」。肝の疏泄(そせつ)作用（全身に気・血・水をスムーズにめぐらせる働き）が大きく貢献するのですが、春の季節は肝がお疲れ気味になりがちなので、新しい血が行き渡らず、栄養が不足すると、不要なものを排出する力も弱くなり、肌や体にため込んでしまうのです。

こんなときは、標高が高めの山にある「硫黄泉の温泉」を目指しましょう。標高一〇〇〇メートルを超える山岳性気候の場所は、平地とは気圧が違ってきますので、自然に心拍数が上がります。血のめぐりが活発になり、肌や体の代謝もゆっくり上がってきます。アスリートが高地トレーニングをする、あるいは、スポーツジムの加圧トレーニングをするイメージです。体には一定の負荷がかかりますので、温泉は短めに入浴し休憩をしながら徐々に体を温めていきましょう。

③お疲れ肌・重だるい疲労感

▼ビューティアップ→アルカリ性単純温泉・炭酸水素塩泉＋気分転換

肝が弱ってしまって血のめぐりが悪くなってしまった状態が解決されないまま過ごしていると、しだいに血が滞り汚れた血を浄化できなくなる「瘀血（おけつ）」が生じてしまいます。どんより体が重い、あちこちが痛む、寝たはずなのに朝になっても疲れている。こうなると気合だけでは肌も体も元気になれませんよね。

こんなときは、疲れた気分を放電させて、心身を浄化するようなアルカリ性単純温泉や炭酸水素塩泉の温泉と、気分転換できるアクティビティがある温泉宿で楽しく体と気を動かして、ビューティアップしてゆきましょう。

④ドライアイ、眼精疲労

▼ビューティアップ→涙くらいの塩化物泉＋緑

春は、気候のゆらぎに体がついていけず、血液や水分を全身へ配分する肝の働きが弱くなってしまいます。新しい血が行き渡らず、栄養が不足すると、水分の調整もうまくできなくなり、眼精疲労、ドライアイ、目の周りがピクピク痙攣、爪がもろくなる、喉のつかえ感があって咳き込むなどの不快感を誘発することも起こってきます。

そんな不調の兆しがでたら、ぬるめの温泉でじっくり温まり、目薬の成分に近い源泉で目も癒す、眼ヂカラ回復の温泉がおすすめです。

⑤睡眠の質向上（寝つきが悪い、覚醒しやすい）
▼ビューティアップ→ぬるめの単純温泉＋脱力

春の体の調整役「肝」が活発に働くのは深夜一時～三時です。体や肌の成長を支えるための血をためて、めぐらせて、翌日の日中の活動にも備えています。深夜に熟睡できているかどうかで、肝ががんばって働けるかが決まります。気の流れは「睡眠」にも影響します。気が上がり過ぎると興奮状態となり、イライラしたり、夜いつまでも眠れないといった悩みが起こります。逆に、気の流れが下がってしまうと、血をためる肝の働きが弱くなって、精神を安定させるための血が足りなくなり、夜中に覚醒しやすい、足がつる、朝起きたときに疲れが取れていないなどの悩みが起こります。

睡眠の質向上を目指すなら、「ぬる湯」の温泉がおすすめです。温度が三四～三七度は不感温浴、三七～三九度は微温浴といって、筋肉の緊張を緩めて副交感神経優位へとスイッチが切り替わり、神経を鎮静させてストレスリリースします。

⑥決断力が鈍る

▼ビューティアップ→新鮮な硫酸塩泉＋非日常体験

のびやかに芽吹こうとする春は、肌もイキイキと輝く季節です。しかしながら、さまざまな外的ストレスにさらされて元気をもたらす「肝」が疲れてしまうと、それにつながっている「胆」の機能も低下してきてしまいます。

胆は決断力の源でもあり、度胸や決断力を担っていますので、優柔不断になり、物事を決断できなくなってしまうのです。新鮮な源泉の力を感じられる温泉に浸り、非日常を味わえる場所へでかけて、心のストレスを放出し、心や体の余白をつくることで、元気や栄養を取り込む力をよみがえらせましょう。

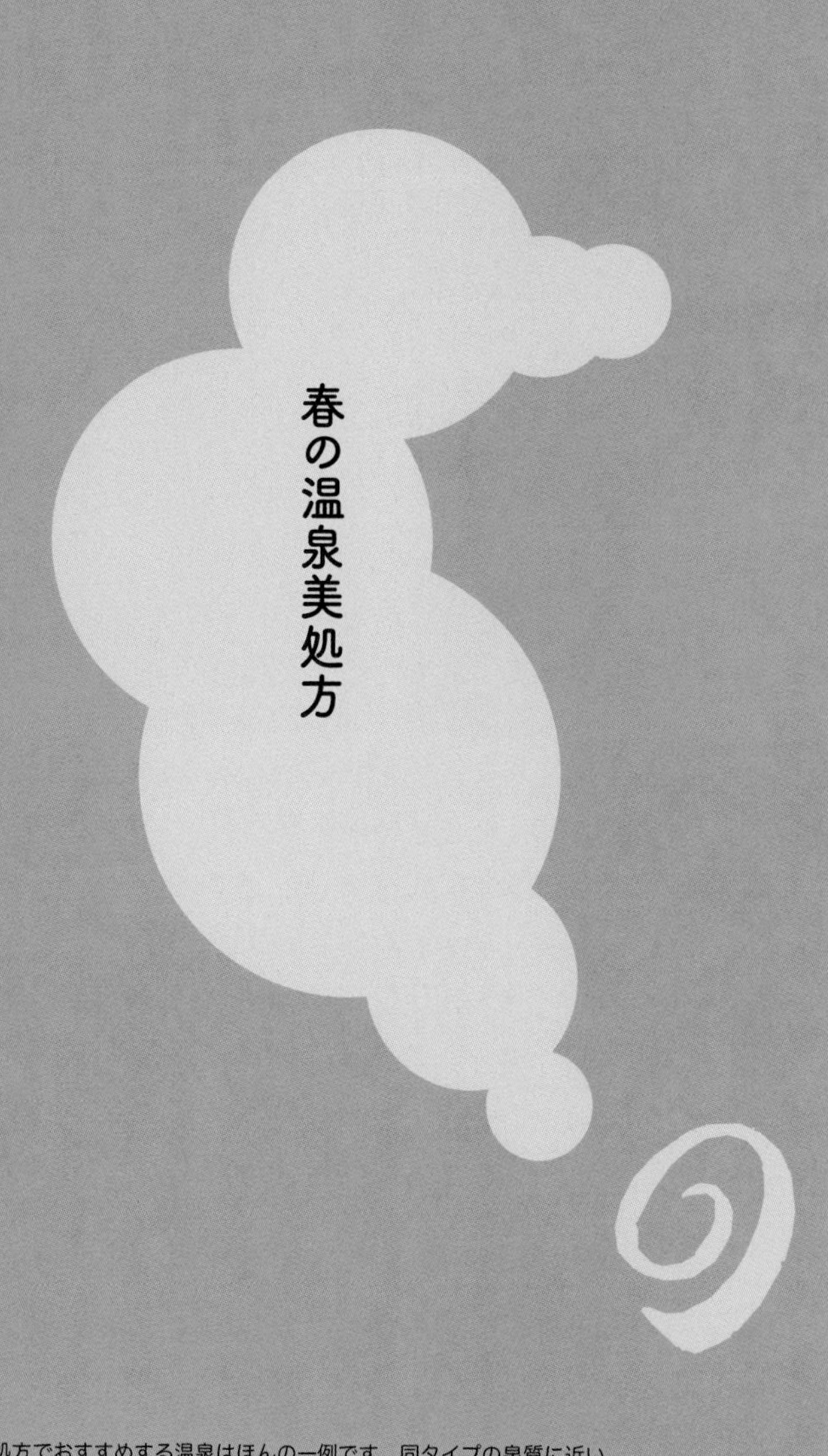

春の温泉美処方

季節ごとの温泉美処方でおすすめする温泉はほんの一例です。同タイプの泉質に近い温泉を探してみたり、行きつけの温泉がどんなビューティに役立つのか、知るヒントに活用していただければうれしいです。

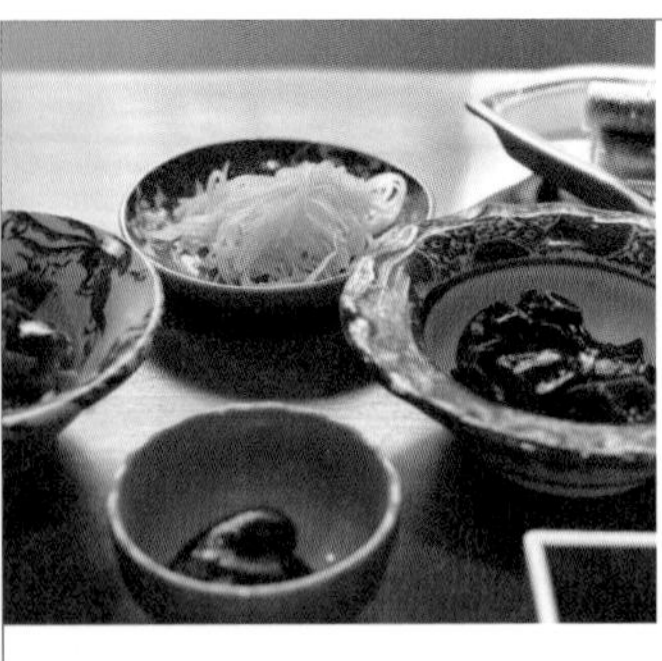

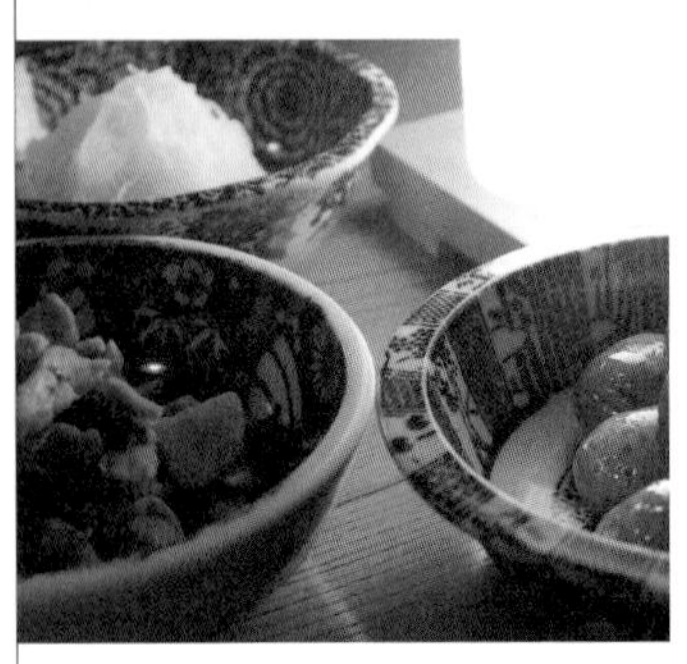

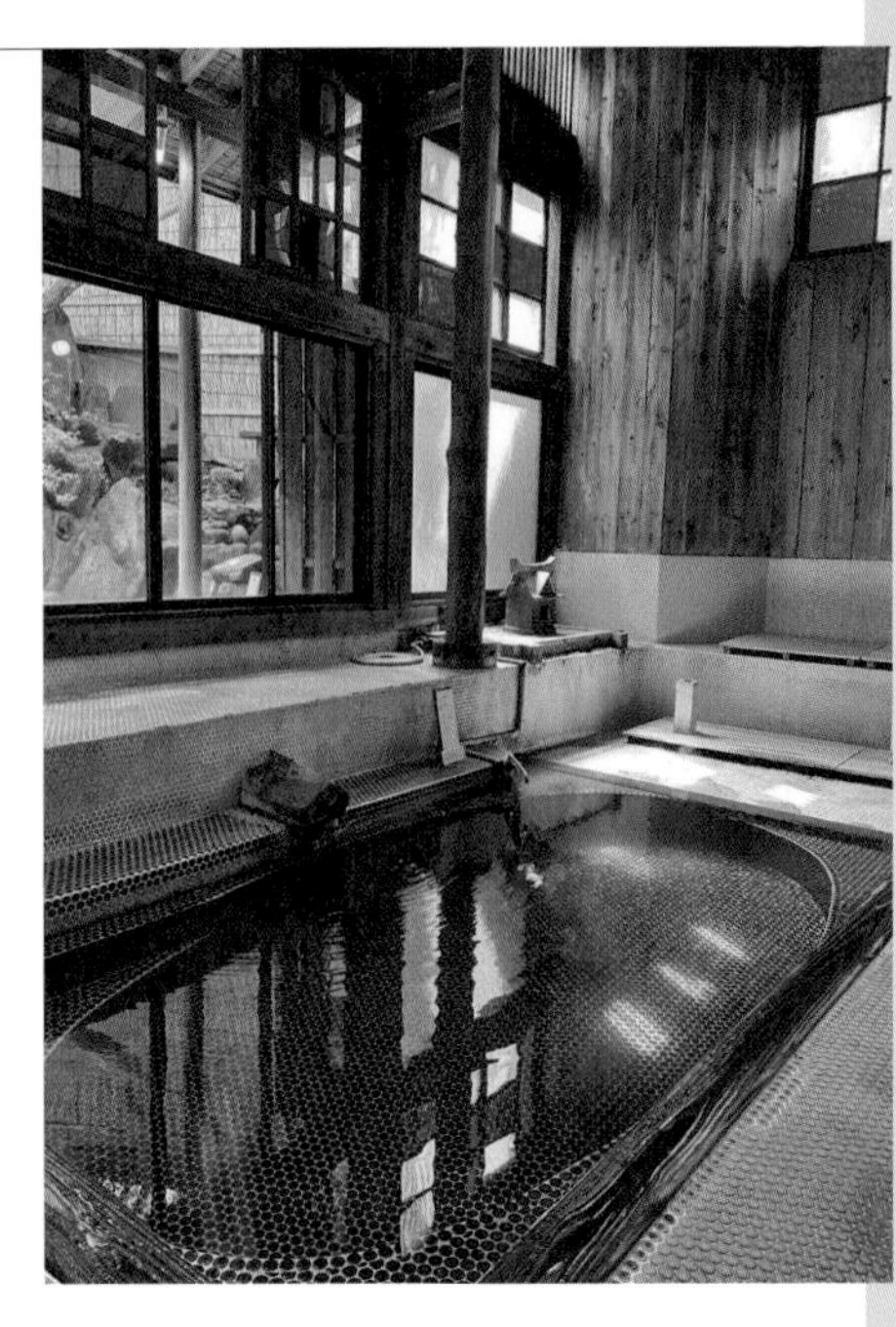

長野県 野沢温泉

村のホテル 住吉屋

含硫黄ーナトリウム・カルシウムー硫酸塩泉 pH8.8 アルカリ性 https://sumiyosiya.co.jp/

熱い温泉が自噴する「麻釜」は村人の台所。野菜や山菜を茹でたり、宿の方が朝食用の温泉たまごを作る姿も風物詩です。自噴する九〇度の自家源泉を風に当てて冷ます独自の熱交換装置を通し、鮮度の高い温泉を注いでいます。pH8・8のアルカリ性で肌表面の古い角質を落とし、硫黄の血行促進作用で肌と体の代謝アップ、硫酸塩泉でしっとり保湿し、すべすべしっとり透明感のある美肌へ導きます。信州の素材を生かした食事は、旬菜会席料理と郷土料理の二本立て。黒きくらげ、芋がら、シャキシャキと繊細なジャガイモの芋なますなど、土地のものを美味しく味わう知恵と食物繊維がたっぷり。伝統野菜の野沢菜漬けで酵素、ビタミンも補充して肌も体もすっきり。

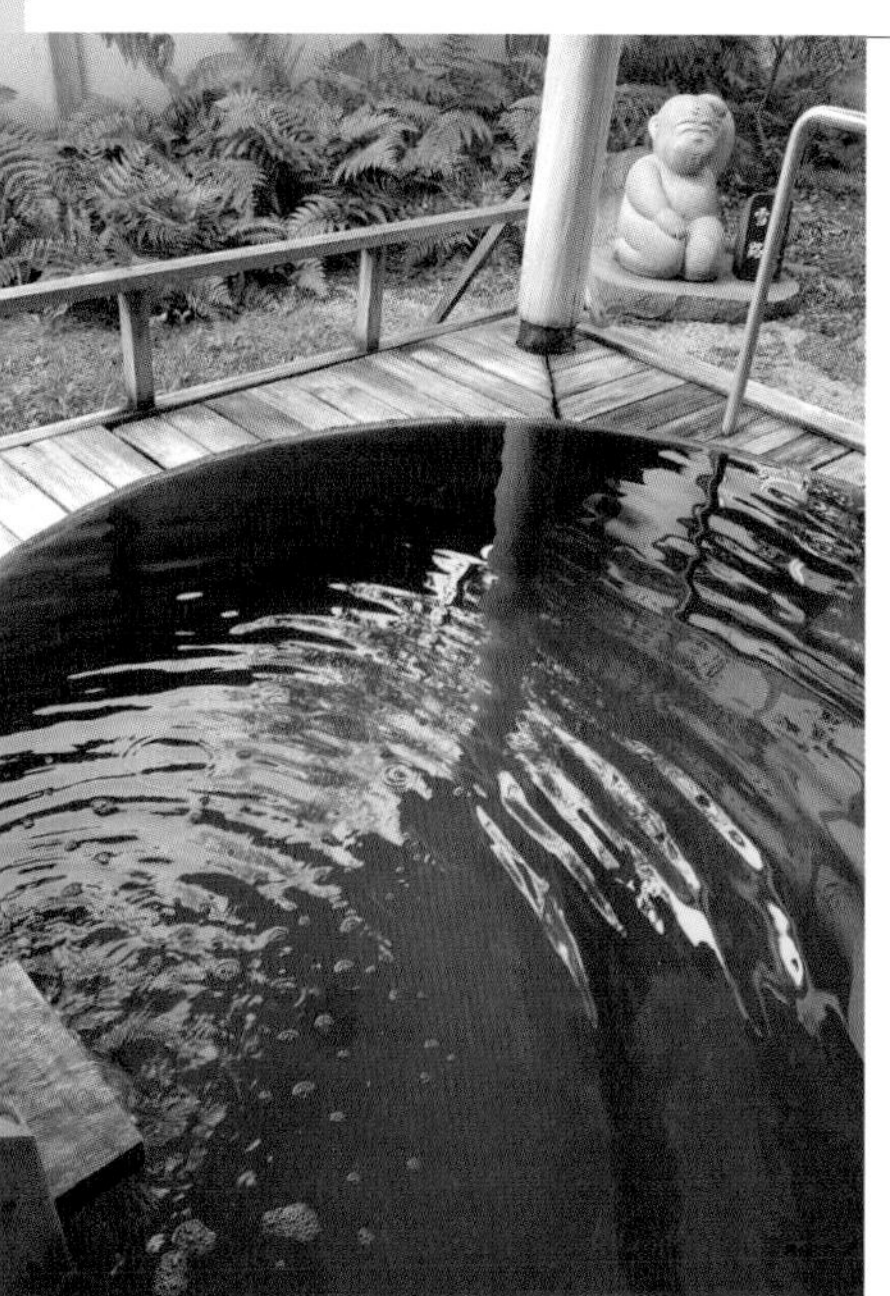

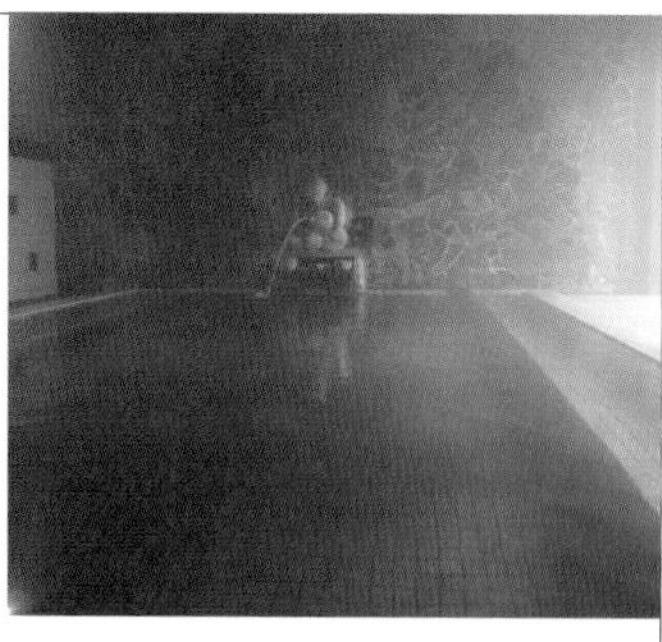

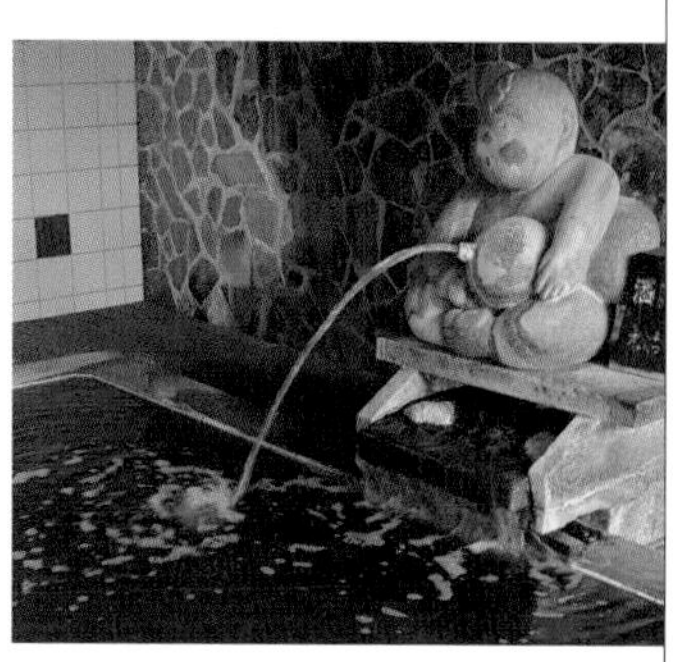

新潟県 月岡温泉

ホテル清風苑

含硫黄－ナトリウム－塩化物泉 pH8.0 弱アルカリ性　https://www.seifuen.com/

月岡温泉は日本有数の濃厚硫黄泉です。お湯の中に溶け込んだイオン型の硫黄成分が豊富で白濁はせず、透明なエメラルドグリーンの美しい色とつるとろのまろやかな肌触りが特徴です。大浴場の内湯の源泉わらべ「酒松」の湯口がかわいい。つるんつるんの源泉を注いでいますので、湯桶にくんでタオルに浸し、顔に温泉パックもおすすめです。含硫黄－ナトリウム－塩化物泉で、硫黄の血行促進作用と塩化物の保湿力、ｐＨ８・０の弱アルカリ性で肌の古い角質をやさしく落として、肌代謝をダブルサポートします。ご褒美旅ならラグジュアリーフロア「ＧＥＮＪＩ香」へ。お部屋で楽しめる新潟の幸や自家菜園の野菜の特別会席で肌と心に栄養補給。

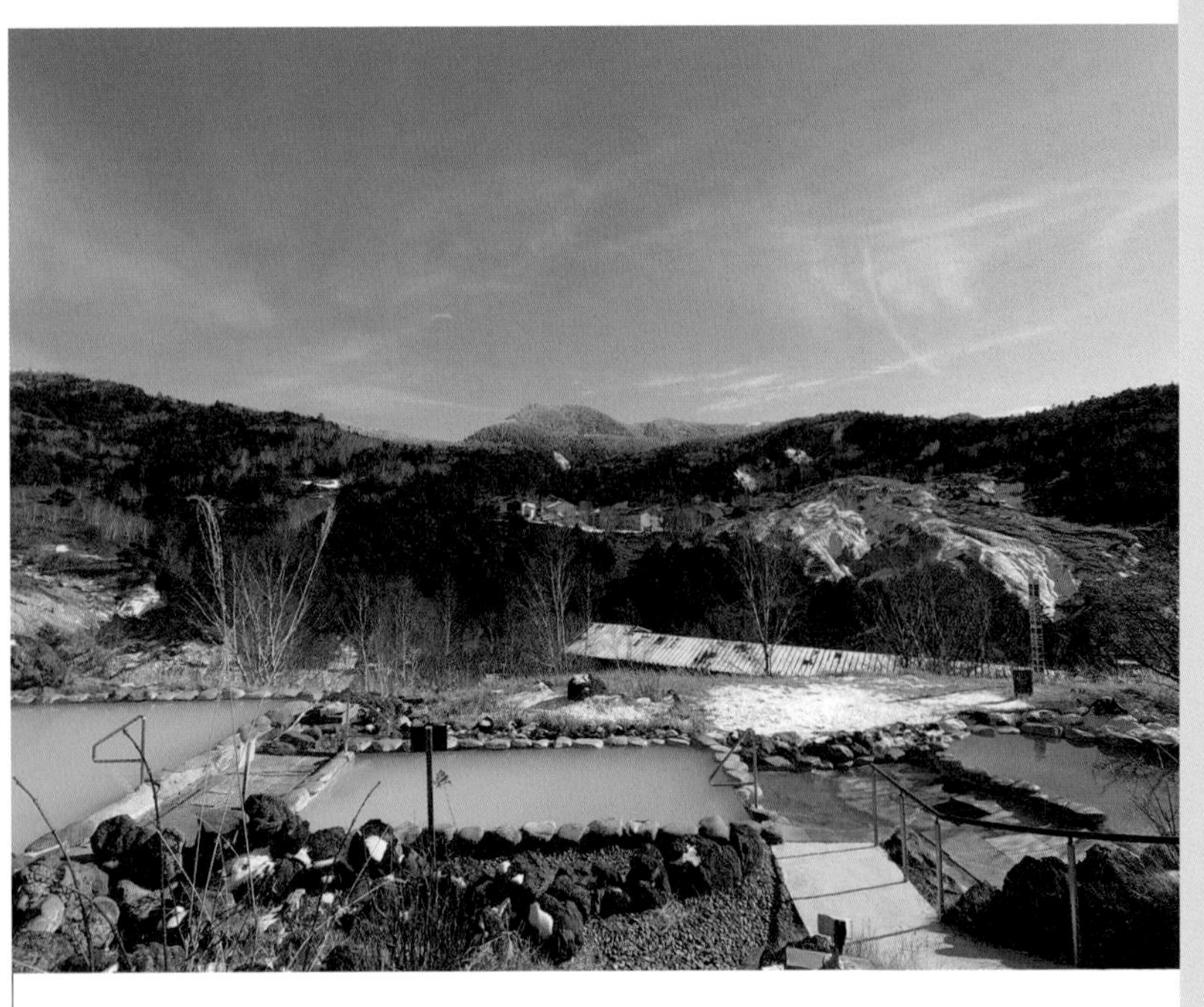

群馬県 万座温泉

万座プリンスホテル

酸性・含硫黄ーマグネシウム・ナトリウムー硫酸塩泉 pH2.5 酸性　https://www.princehotels.co.jp/manza/

万座温泉は標高一八〇〇メートルの高地にある温泉です。平地とは気圧が違い、心拍数が増えて代謝があがります。酸性・含硫黄ーマグネシウム・ナトリウムー硫酸塩泉で硫黄がとても濃厚。硫黄の毛細血管拡張作用でぐんぐん血行が良くなり、酸性の適度な刺激で体も肌も活性化、全身がめぐりを促進してすっきり。「こまくさの湯」で絶景を眺めてストレスを放出。山の中腹から温泉蒸気が上がる「万座空吹」を眺めるパノラマビューの絶景露天風呂は混浴ですが、湯あみ着や貸バスタオルを着用してチャレンジしてみてください。女性専用の露天風呂「しゃくなげの湯」は横長で広々。美しい星空も満喫できます。つるりとした湯船が心地よく、湯のやわらかさを感じます。

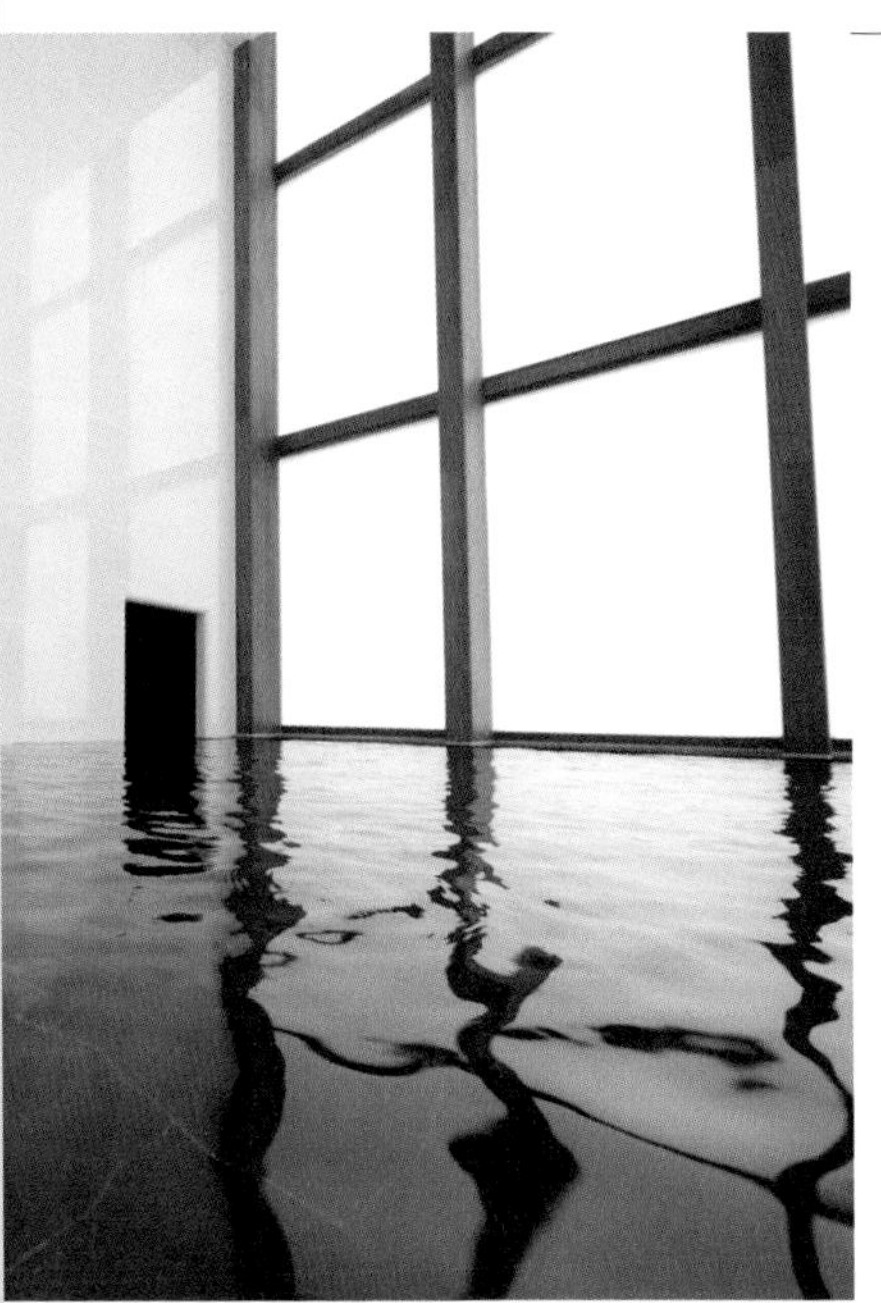

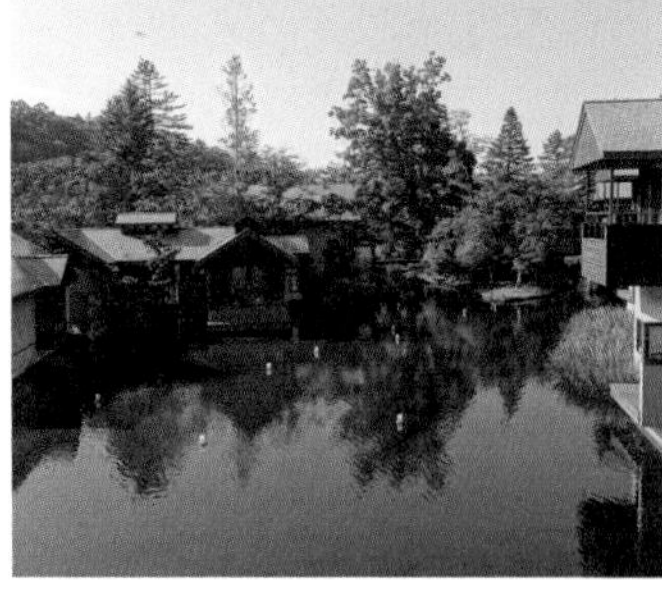

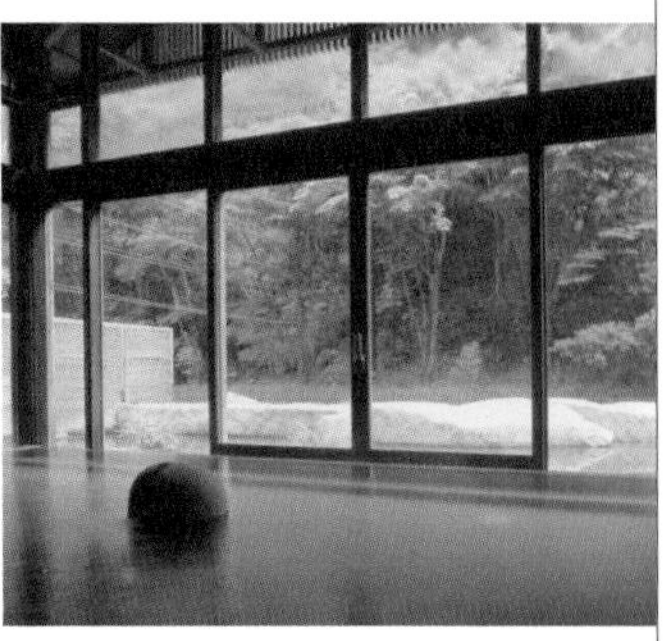

長野県 星野温泉

星のや軽井沢

単純温泉　pH7.7 弱アルカリ性　https://hoshinoya.com/karuizawa/

爽やかな高原の風、まばゆい緑の森、流れる水音、この宿に泊まると散歩がしたくなります。谷の集落がテーマの部屋はひと晩の我が家。散歩して温泉に入ろうか、散歩のあとライブラリーラウンジでお茶でも飲もうかと、歩いた先に楽しみがあるのです。気分を上げて歩くと「気」も動き出し、よどんでいた血がめぐって、肌の元気も回復してきます。自然の中へと解放されるような「星野温泉トンボの湯」でストレスを放出、宿泊者専用の「メディテイションバス」では光と闇の空間で心を静めてと、対照的なふたつの温泉をめぐります。弱アルカリ性単純温泉の自家源泉は、とろんとした感触で肌の疲れを癒してなめらかに整えます。

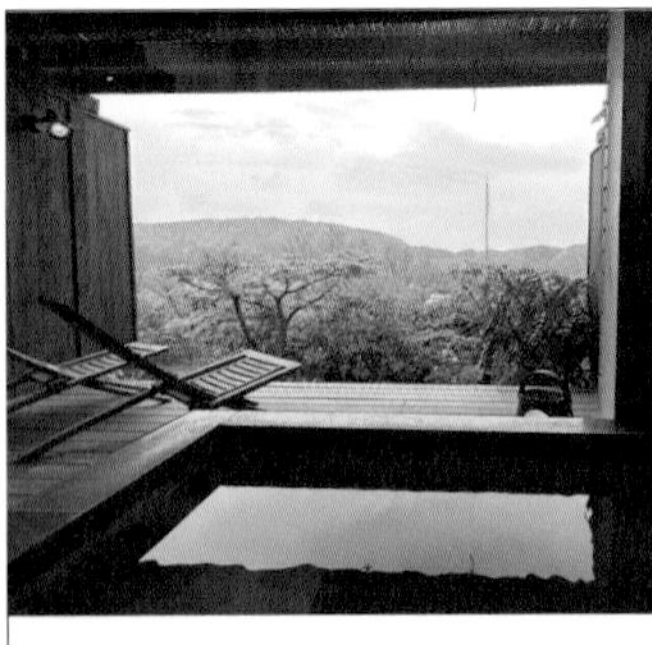

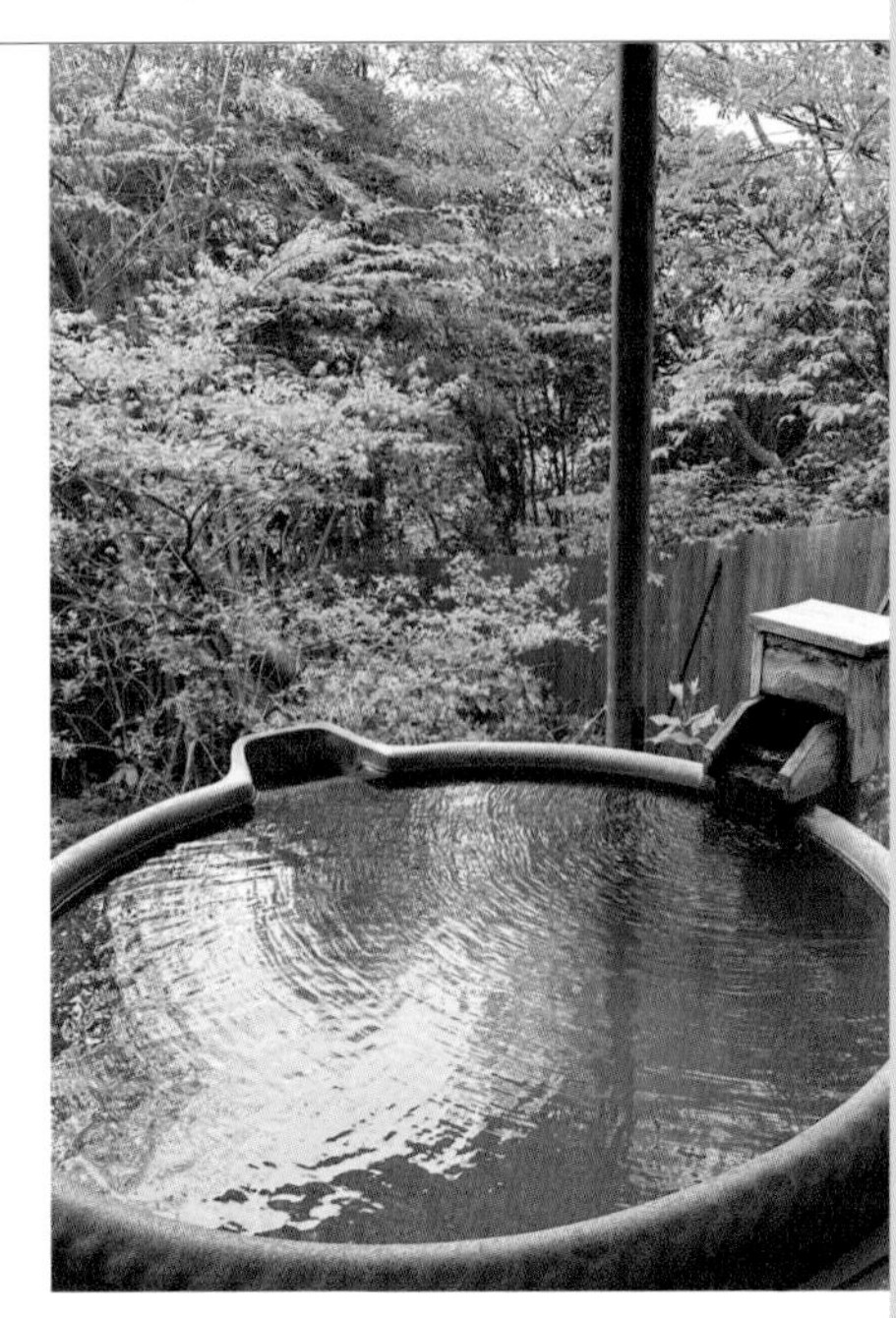

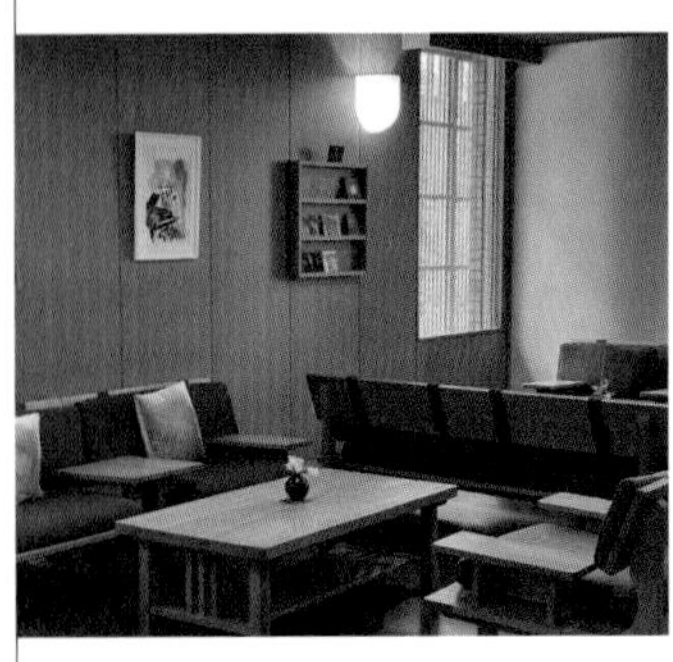

神奈川県 強羅温泉

強羅花扇

カルシウム・ナトリウム・マグネシウム－硫酸塩・炭酸水素塩泉 pH8.1 弱アルカリ性
https://gorahanaougi.com/hanaougi/

吹き抜けのロビーには音楽旅館をテーマに立川直樹氏がセレクトしたCDが並び、部屋でも聴くことができます。飛騨家具のチェアで心地よい音楽と温泉まんじゅうで一服、箱根に漂う森のミストと、銘木の落ち着きに身も心も浄化されていくようです。自家源泉は歴史ある「早雲隠れ里の湯」、緑褐色のうす濁りで、肌をしっとり潤す硫酸塩泉とすっきりリセットする炭酸水素塩泉を併せ持つ温泉は、森のような香りにも癒されます。木々の向こうに箱根外輪山が連なる風景を眺め、大浴場の丸い湯桶にすっぽりとはまってぼーっと放電のときを過ごします。全室に専用のかけ流し温泉があり、自由気ままに温泉と音の泉に浸り肌も体も疲れをリリース。

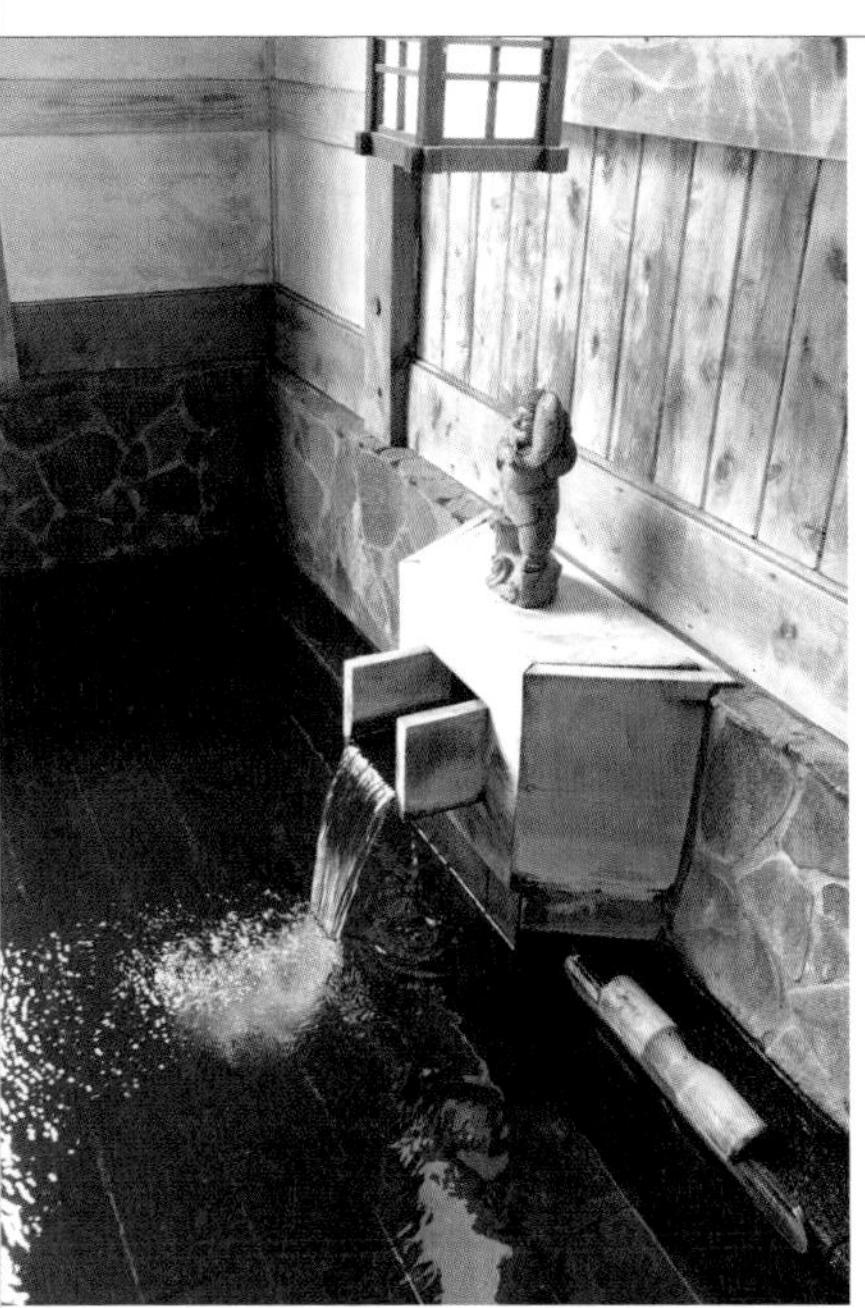

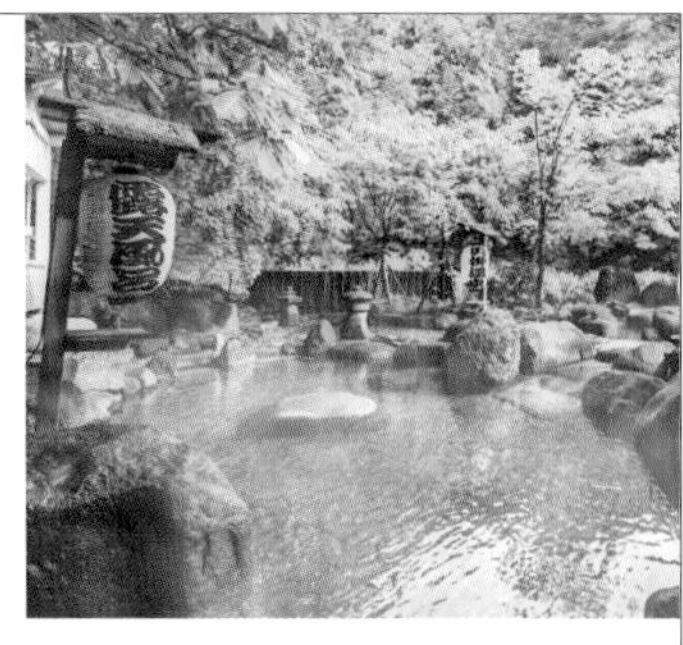

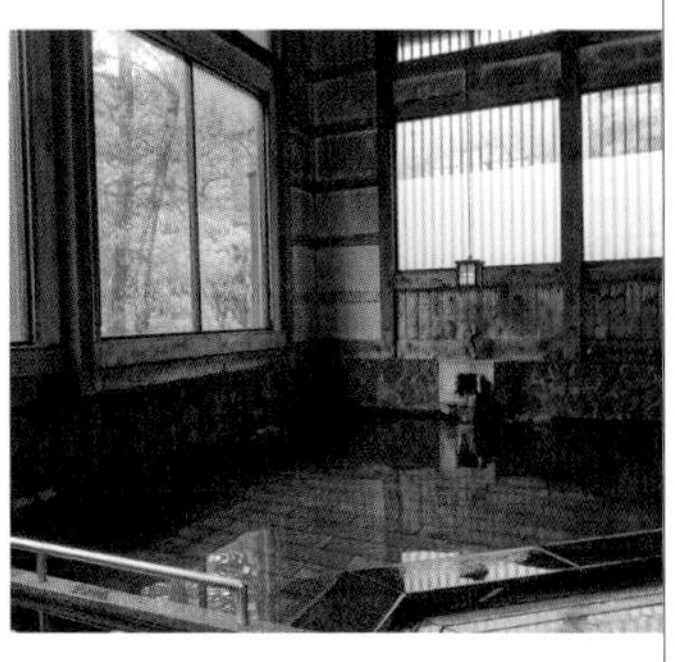

新潟県 貝掛温泉

貝掛温泉

ナトリウム・カルシウムー塩化物泉　pH7.7 弱アルカリ性　https://kaikake.jp/

源泉温度は三六度二分、体温と同じくらいの源泉をたっぷり注いだ湯船は、体の負担が少なくゆっくり浸れます。熱くもなく冷たくもなく、しだいに「無」の境地になって、体のどこかでつかえていたものが溶けていくような気持ち。隣には加温した四二度の湯船もあるので行き来することでじんわりと温まり、ぐっすり眠って目を休めることができます。

ナトリウム・カルシウム―塩化物泉で、塩などのミネラル濃度やpH値が涙の成分に近く、江戸時代から「目の温泉」として愛されてきました。源泉が大量に流れ込む湯口から手でくみとり目をパチパチと洗う「目洗い」が伝統です。これをやれば、同時に顔も源泉ですすぐことになり美顔法にもなって一石二鳥です。

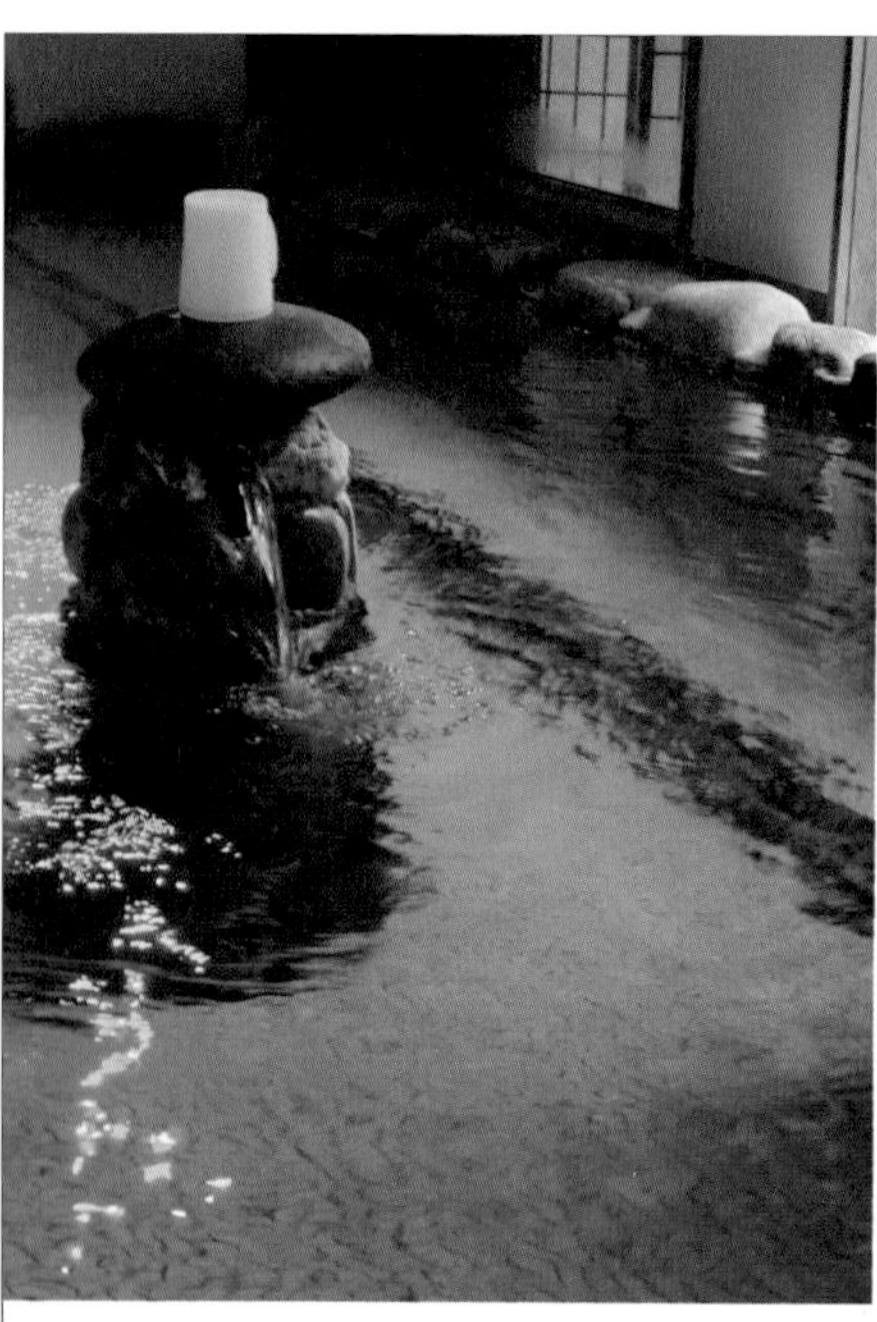

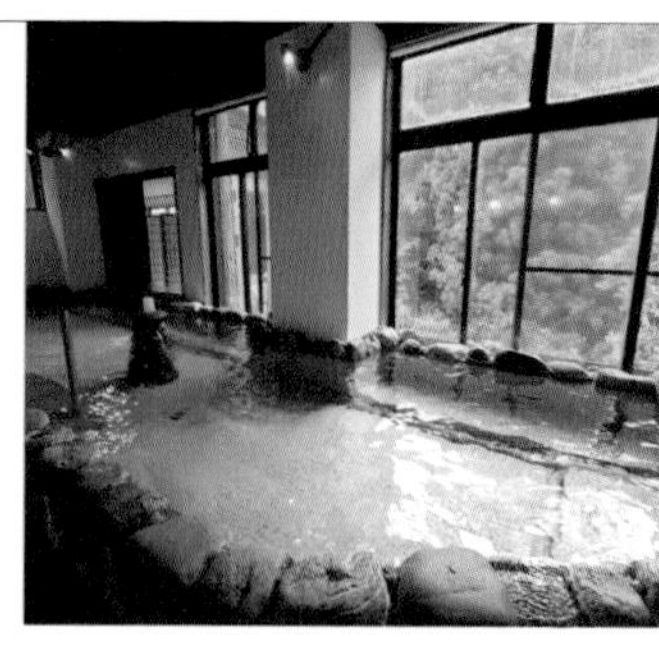

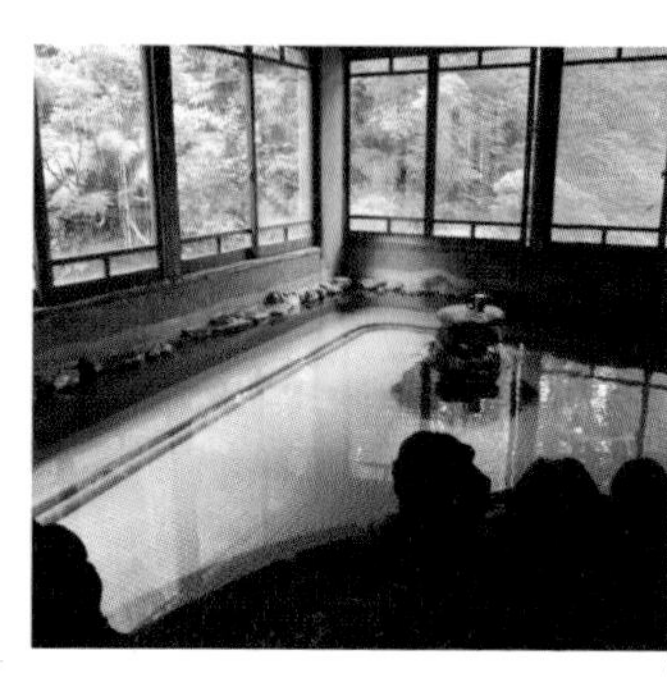

新潟県 栃尾又温泉
自在館

単純放射能泉 pH8.6 アルカリ性 https://www.jizaikan.jp/

がんばっている人こそ、温泉に浸り脱力する時間が必要です。栃尾又温泉の源泉は三五度ほどで、そのままかけ流しにした「ぬる湯」の温泉に一時間ほど長湯する独特の入浴文化です。湯船の縁石に頭をのせて脱力し、目を閉じて湯に身をまかせていると、まるで宇宙を浮遊しているような心地よさ。単純放射能泉で、温泉の中と空気中のラドンが細胞を活性化、自律神経やホルモンバランスを整える子宝の湯としても歴史があります。ぬる湯で整うと強烈な睡魔がやってきて、深い海の底へ沈むように眠り、翌朝は体も心も軽やか、つやピカの肌が待っています。体にやさしい一汁四菜の食事はおかあさん達の手作りで毎日献立が変わるので連泊滞在もおすすめです。

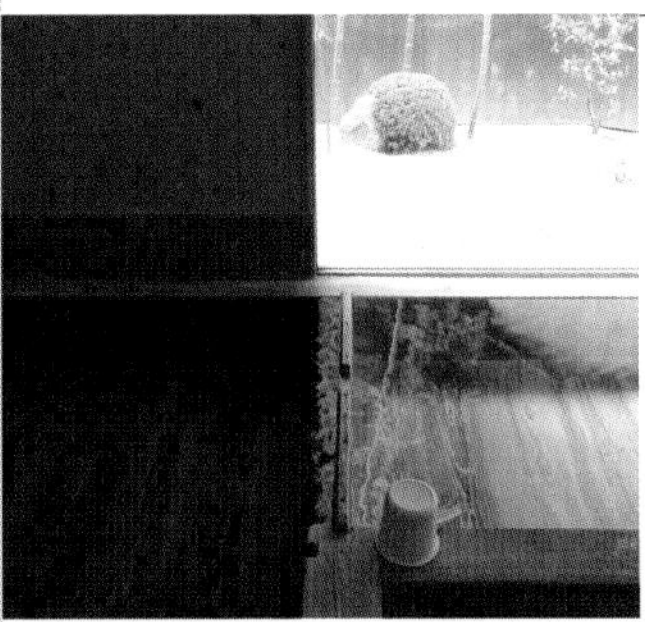

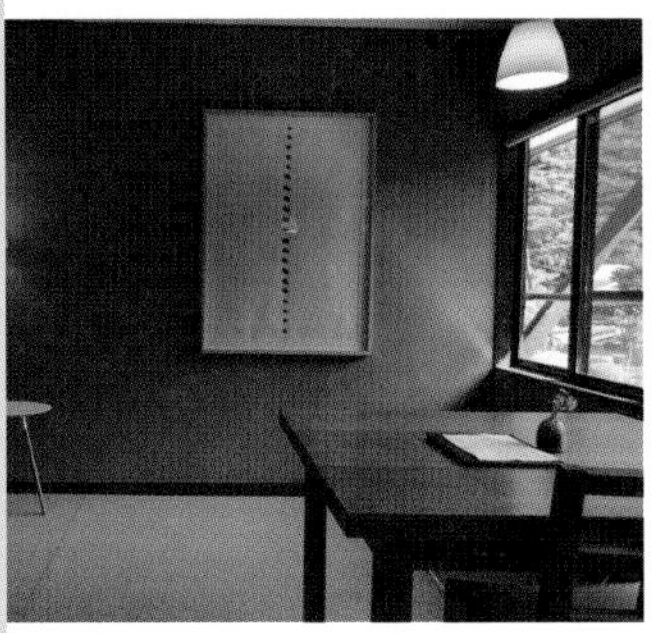

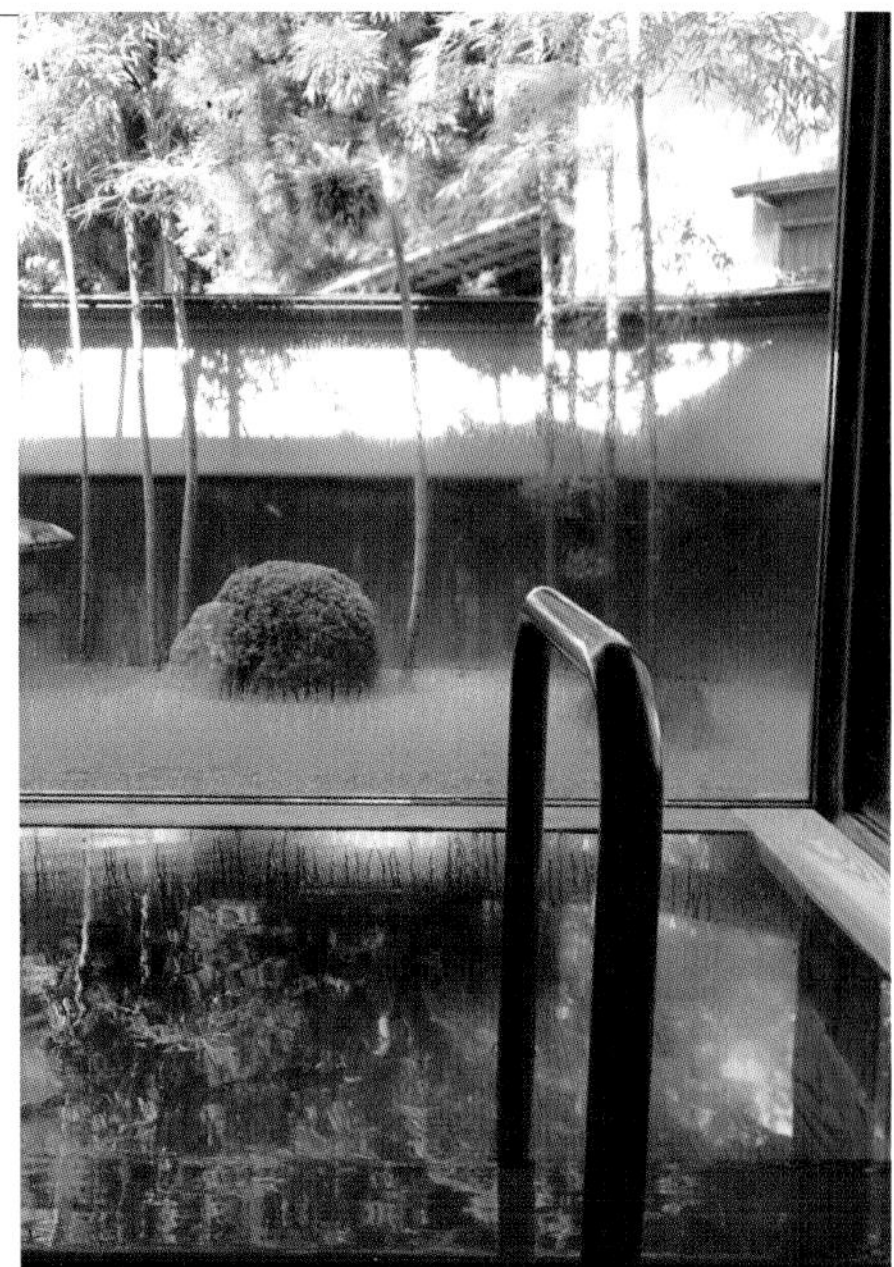

栃木県 板室温泉

保養とアートの宿 大黒屋

アルカリ性単純温泉 pH9.4 アルカリ性　http://www.itamuro-daikokuya.com/

ゆっくり温泉を楽しめるように、ぬるめの湯船と熱めの湯船があって自分のペースで温泉に浸れます。やわらかな感触で肌をなめらかに整えるアルカリ性単純温泉。単純温泉は、自律神経不安定症やストレスによる睡眠障害を緩和する適応症もあり、リラックスして朝までぐっすり。快眠は精神の安定と肌の色つやをもたらします。三六五日ひとり専用の部屋があるのも魅力。那須の木工作家のテーブルや椅子が置かれていて、住みたくなるような居心地の良さです。夕食も朝食も部屋に運ばれるので、誰にも気兼ねなく自分の心身を癒しぐっすり眠って、すっきりとした朝を迎えることができます。宿併設の現代アートが並ぶ倉庫美術館で心の保養も楽しんでください。

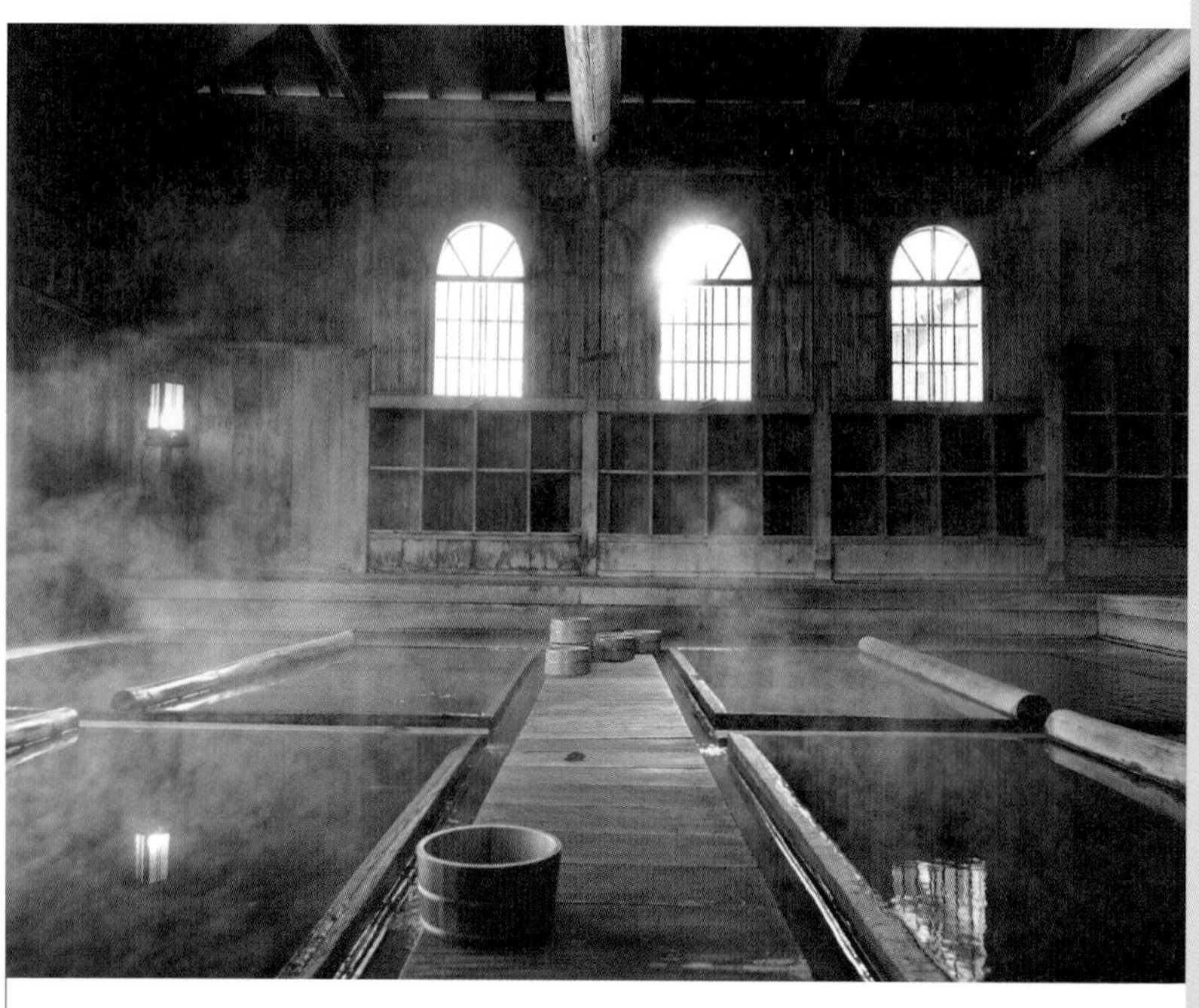

群馬県 法師温泉

長寿館

カルシウム・ナトリウム－硫酸塩泉 pH8.5 アルカリ性、単純温泉 pH8.3 弱アルカリ性
http://www.hoshi-onsen.com/

静寂の空間で、ぷくぷくと自噴する温泉のささやきを聴く湯浴みは、まさに温泉瞑想のような感覚です。国の登録有形文化財である芸術的木造建築の「法師乃湯」は、丸いアーチ型の窓から美しい光が差し込み、湯船の底から源泉が湧いています。丸太にもたれて、ぬるめの湯にぼーっと浸かれば、ひたひたと心も肌も体も潤って、「今日までよくがんばったね」と温泉がねぎらってくれるよう。コリやストレスがすっと和らいで、肌もしっとりした輝きを取り戻します。温泉で疲れが癒えたら、名物の上州牛ステーキやすき焼きでタンパク質をおいしく補給して肌の再生を助けましょう。

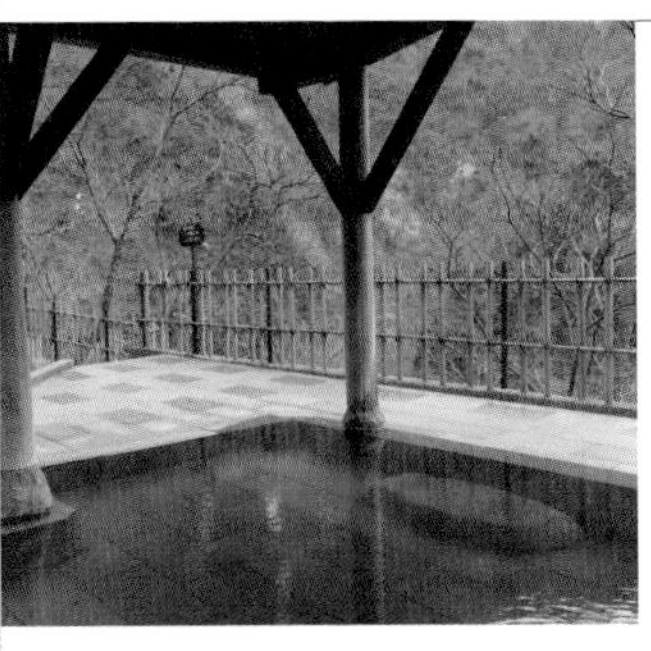

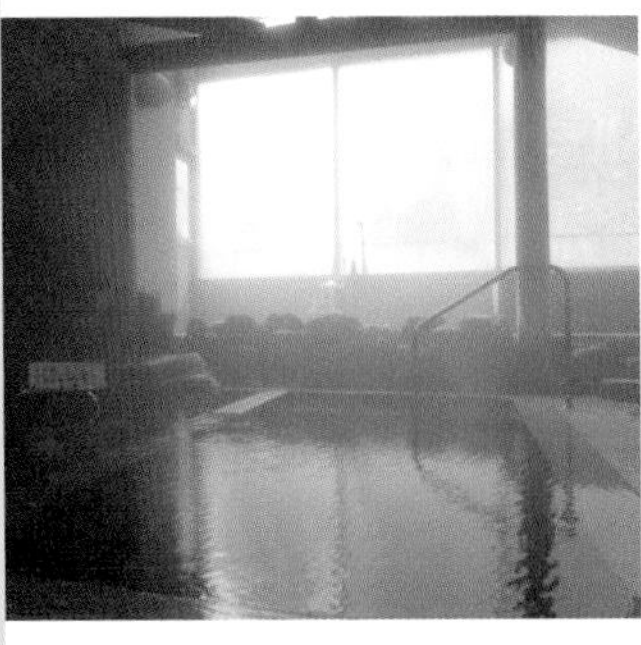

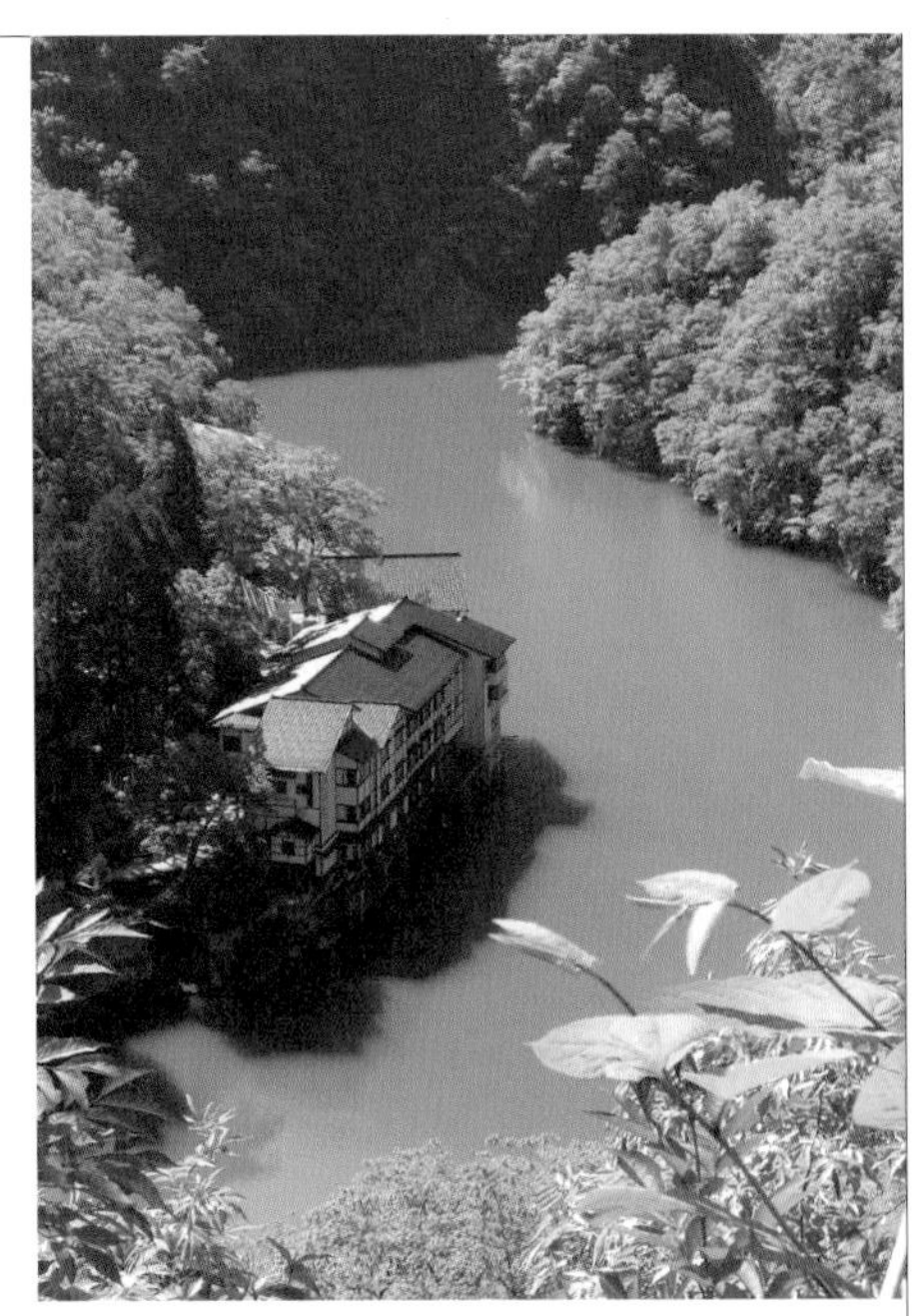

富山県 大牧温泉

大牧温泉観光旅館

ナトリウム・カルシウム－塩化物・硫酸塩泉 pH7.9 弱アルカリ性　http://www.oomaki.jp/

遊覧船に乗って川を上っていかないと宿までたどりつくことができない秘境の温泉です。小牧ダムから庄川峡をさかのぼり、緑あふれる山や滝を眺めて、エメラルドグリーンのダム湖を三十分ほどかけて滝や橋を眺めてクルージング。女性専用の露天風呂は渓谷を見渡す場所にあり、奥には岩をくりぬいた秘密の洞窟温泉も。深めの湯船でたっぷりと浸かれる大浴場や中浴場もあり、日常を忘れてのんびり。湖底から湧く源泉は、ナトリウム・カルシウム─塩化物・硫酸塩泉で、体の芯まで温まり肌はしっとり潤います。帰りは宿の桟橋で仲居さんたちが手を振ってお見送り、たったひと晩でも明日への力がわいてきて、肌も心もイキイキと元気になれるユートピア温泉です。

二、夏のビューティアップ温泉

夏の肌環境は過酷です。蒸し暑さで肌のベタつきが気になる一方で、汗や紫外線の影響で水分不足になりがちです。肌にも水分補給が必要なのです。また、冷房の効いた室内と蒸し暑い外の気温や湿度の落差に体内の熱のコントロールが難しい時期でもあります。

立夏（ゴールデンウィーク明け頃）から八月のもっとも暑い時期は、木々がぐんぐん伸びるように、人間も成長のスピードを上げようとして、体、心、肌、あらゆるところに陽のエネルギーが満ちてきます。陽気はアグレッシブに活動するために欠かせませんが、生み出す熱が上昇してこもりすぎないように、発汗や気分転換で熱を放出することがポイントです。

温泉は熱いので夏には向かないのでは？と、思う方もいらっしゃるかもしれませんが、さっと熱い湯に入って発汗を促したり、夏こそ入りたい「ぬる湯」（体温と同じくらいのぬるめの温泉）でリラックスしたり、「冷泉」（冷たい源泉を活用した湯船）を活用した温冷交代浴で夏バテ解消など、夏の心身を調整するビューティツールにもなるのです。

【夏に起こりがちな美の大敵】

⑦水分不足のカラカラ肌

⑧肌の色つやがよくない

⑨暑いのに手足が冷える

⑩発汗がうまくいかない

⑪肩こり・首の後ろが凝る

【夏のお悩み解決温泉】

⑦ 水分不足のカラカラ肌

▼ビューティアップ →単純硫黄泉

夏の肌は湿度や汗でしっとりしているように見えて、じつは水分不足のカラカラ砂漠肌です。強い紫外線に負けないためにも、水分と栄養をしっかり肌へ届けなければなりません。熱中症対策には、水分だけでなく、ミネラルも同時に補給することが必要なように、夏の乾燥には、単に水分を与えるだけでなく、ゆるやかに血をめぐらせて栄養やミネラルを同時に運びながら水分を供給することがポイントです。冷房などによる冷えもカラカラ肌の要因になりますので、体を温めて癒しながら穏やかに血をめぐらせていく単純硫黄泉は、まさに、夏の乾燥肌のオアシスなのです。

⑧ 肌の色つやがよくない

▼ビューティアップ →活性系温泉（酸性泉、含ヨウ素泉）

顔の色つやは、夏の体を支える「心」の臓の働きの表れです。顔色、表情、目の輝き、言葉のやり取りや手足の動きなどにも、心が元気に働いているかどうかが影響します。夏は陽のエネルギーが活発になり、五臓六腑を動かす統制リーダーの「心」が活躍します。心を通ることで赤い血となって全身をめぐる血が肌へも潤沢に配給されれば、イキイキとした色つやの肌がよみがえってきます。

そんなときの助けになるのは、活性系温泉です。酸性泉は適度な刺激で体や肌に「喝」を入れ、エネルギーを呼び覚ましてくれます。体の芯までしっかり温まることで血が動く道筋を通す含ヨウ素泉で発汗を促すのもおすすめです。

⑨暑いのに手足が冷える

▼ビューティアップ→二酸化炭素泉

暑くてつらいからといって、湯船に浸からずシャワーだけになっていませんか? あるいは、冷房の効いた室内で座っている時間が長くて、手足が冷えてつらいと感じることもあるのではないでしょうか。上半身は暑さでフーフーいっているのに、手足が冷たくて重だるい。体に生じた熱の調整がうまくいっていない表れです。昇ってしまった熱を発散し、冷えを感じる手足へと新鮮な血を循環させる温泉へでかけましょう。

おすすめしたいのは、天然の炭酸泉（二酸化炭素泉）です。体温より低いぬるめの温泉が多いのですが、炭酸ガスの作用で血行が促進されてぽかぽかとしてきます。人間の体は酸素と二酸化炭素のバランスを適正な状態に保とうとしますので、二酸化炭素が豊富な温泉に入ると、酸素を急いで供給しようと血流が活発になります。それによって体内のめぐりがよくなり、末端までじんわり温まりが届きます。

⑩発汗がうまくいかない
▼ビューティアップ→冷たい源泉＋温冷交代浴

夏の体にこもりがちな熱を上手に放出するための手段のひとつが汗です。汗は、体の中の水分が陽のエネルギーによって蒸化して体表に出てくるものです。皮膚のセンサーが熱を感知すると、脳に指令が行って自律神経の交感神経を刺激して発汗し、体の熱を下げようとします。暑いはずなのに汗が出ない、あるいは、汗だくになり過ぎてぐったり、といった状態は自律神経の不調ともいえます。冷たい源泉を活用した湯船がある温泉で、温冷交代浴をして自律神経やホルモンバランスを整えて美肌を目指しましょう。

⑪ 肩こり・首の後ろが凝る

▼ビューティアップ →じんじんめぐり系温泉

体に熱がこもってしまうと、血や気や水の流れる道路が渋滞してしまったような状態になります。とくに夏は熱が上に昇ってゆき、肩や首のあたりに渋滞が起こりやすくなります。コリとなって表れてしまったときには、渋滞をところてんのように押し出して開通させるパワーのある温泉が役立ちます。熱い源泉が湯船の底から湧き上がるパワフルな自然湧出の温泉や、濃厚硫黄と塩がたっぷりの温泉で勢いよく全身をめぐらせて、コリや滞りを開通させて追い出しましょう。

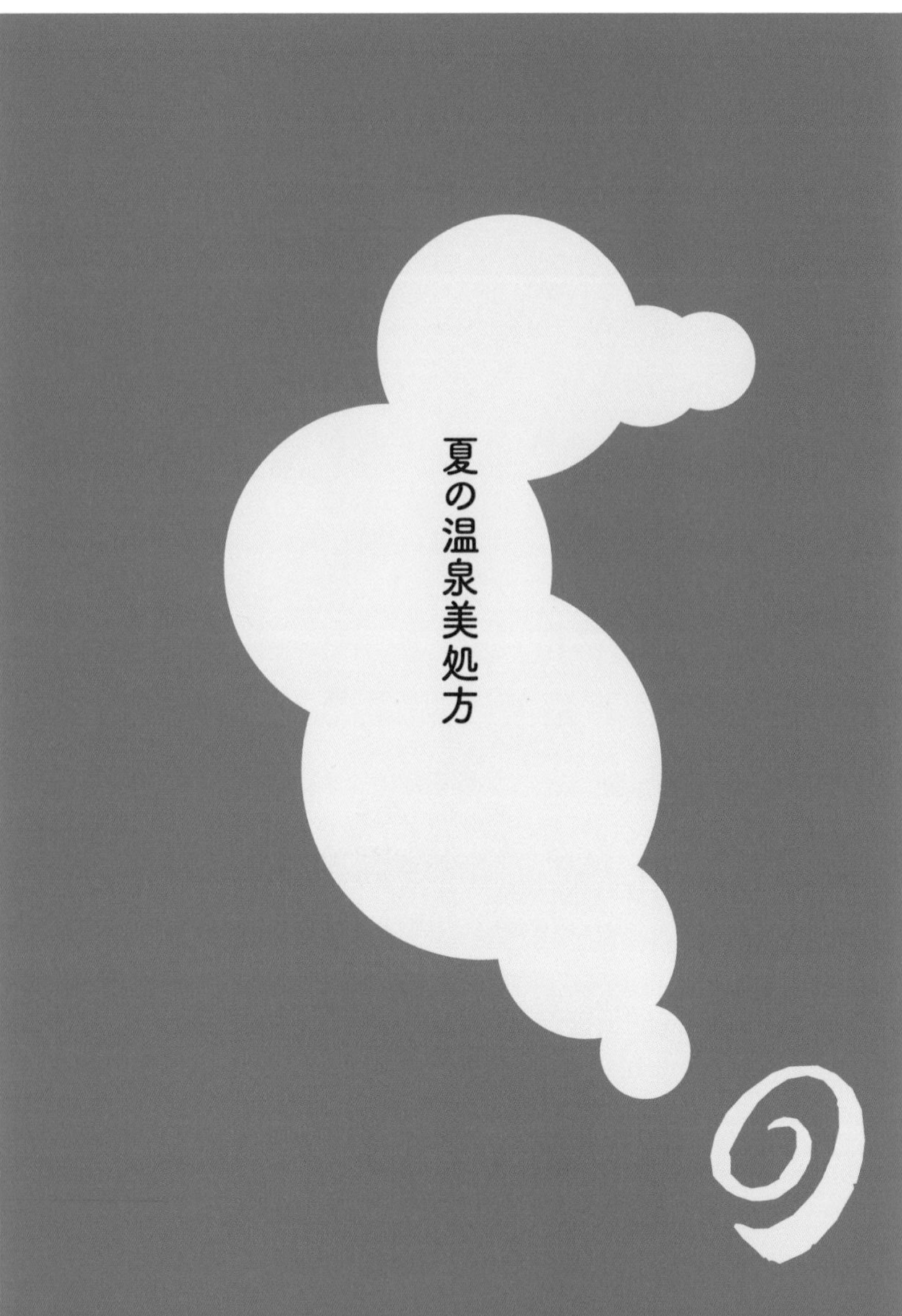

夏の温泉美処方

季節ごとの温泉美処方でおすすめする温泉はほんの一例です。同タイプの泉質に近い温泉を探してみたり、行きつけの温泉がどんなビューティに役立つのか、知るヒントに活用していただければうれしいです。

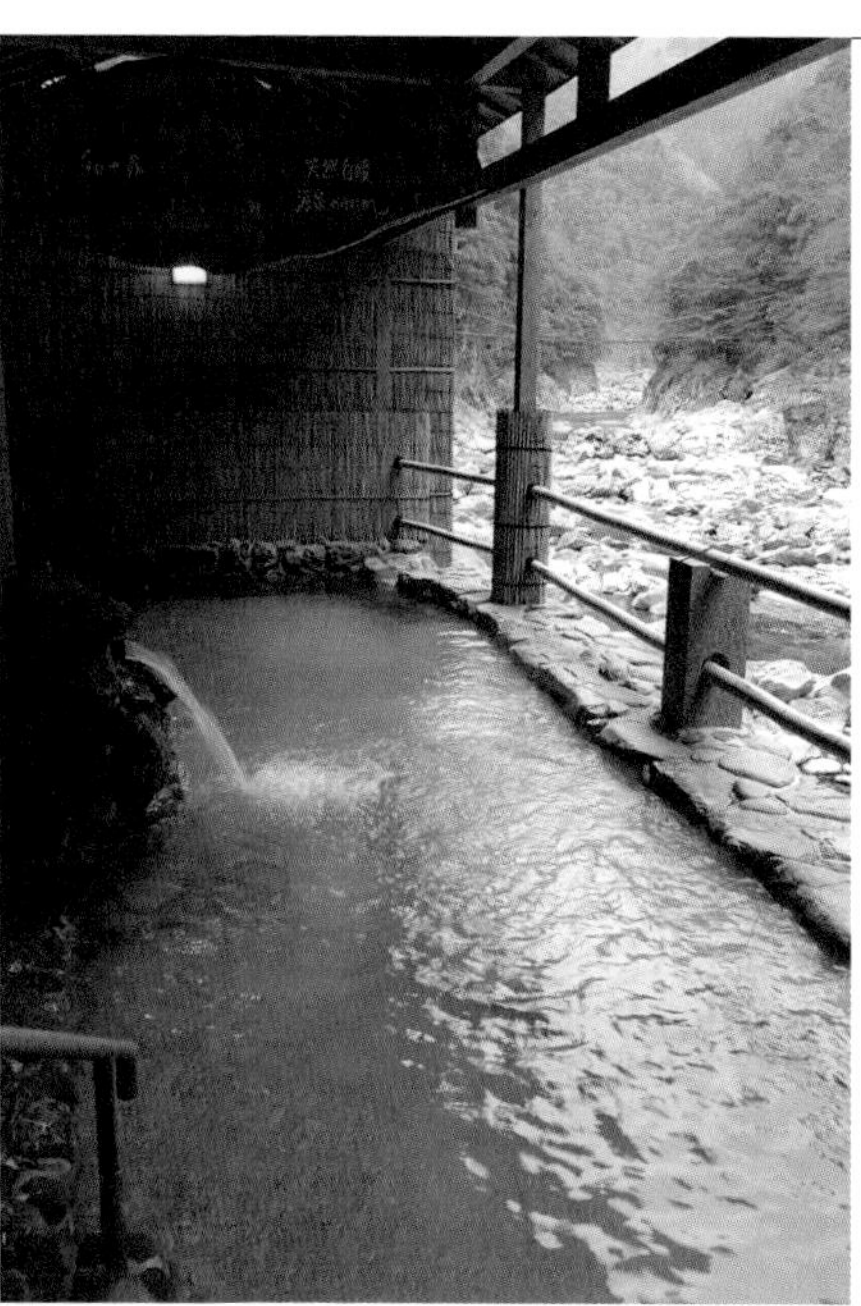

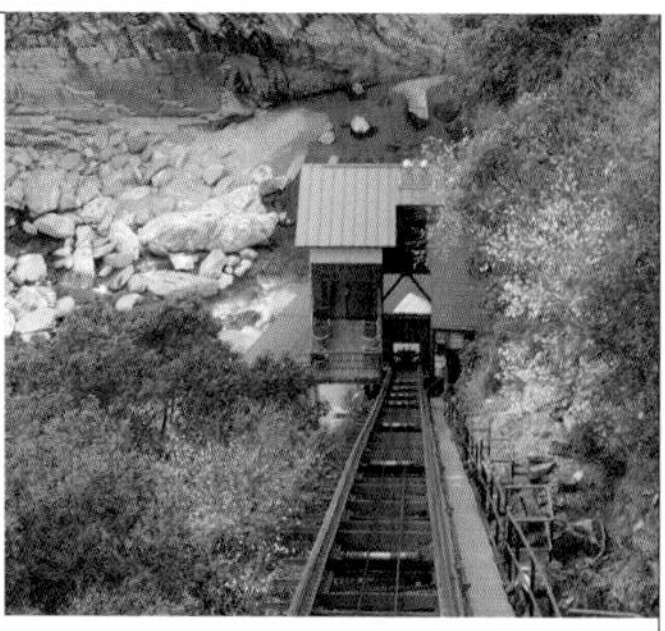

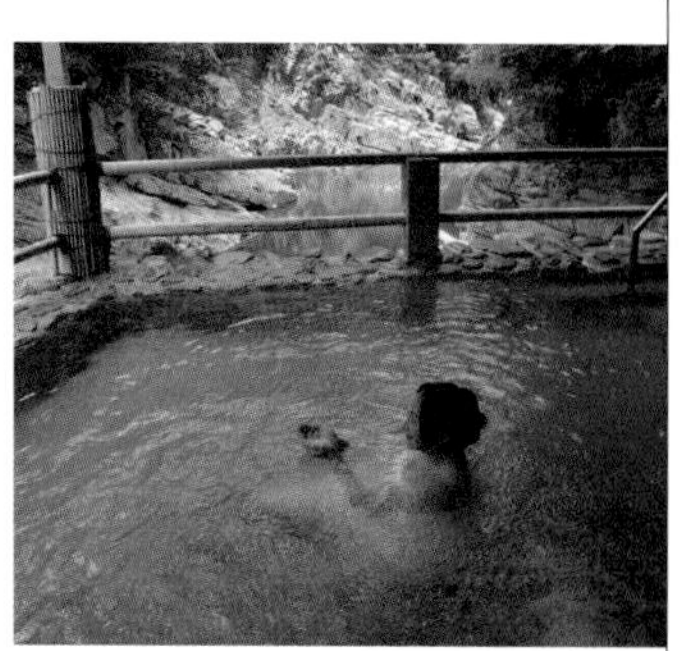

徳島県 祖谷温泉

ホテル祖谷温泉

単純硫黄泉 pH9.1 弱アルカリ性 https://www.iyaonsen.co.jp/

日本三大秘境のひとつ祖谷渓を見渡す場所に宿があります。専用のケーブルカーで渓谷の谷底へと五分ほど下っていくと、神秘の湯が待っています。露天風呂へ一歩入ると、とろとろの湯がまとわりついてきて、首まで入ってじっとしていると微細な泡粒が肌にびっしり。触れようとすると儚くとろりと消えていきます。三八度の源泉を一〇〇%かけ流し、ほんのり温かく心地よいぬる湯でほのかに硫黄の香り。アルカリ性単純硫黄泉で血行促進し、ぽかぽかと温まって体がふんわり軽くなり、居眠りしそうな心地よさです。気が付けば肌はつるつるしっとり。大自然の栄養を温泉からいただいて天空に浮かぶような宿へと戻ります。

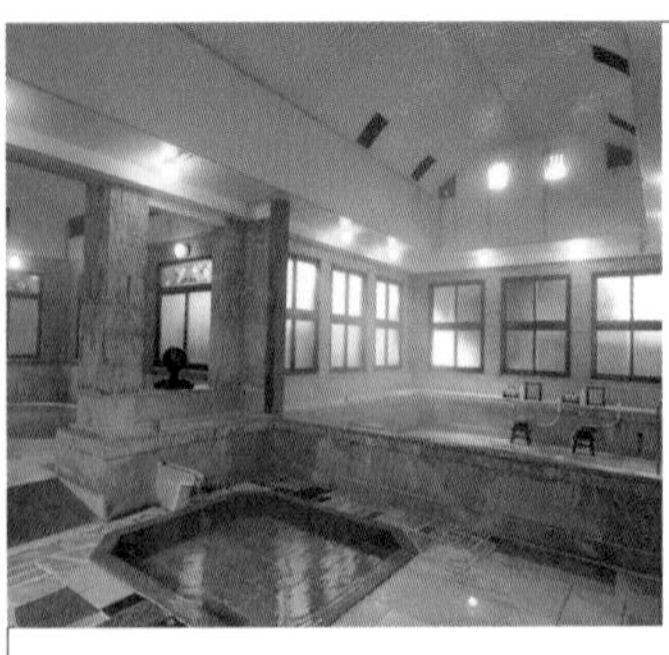

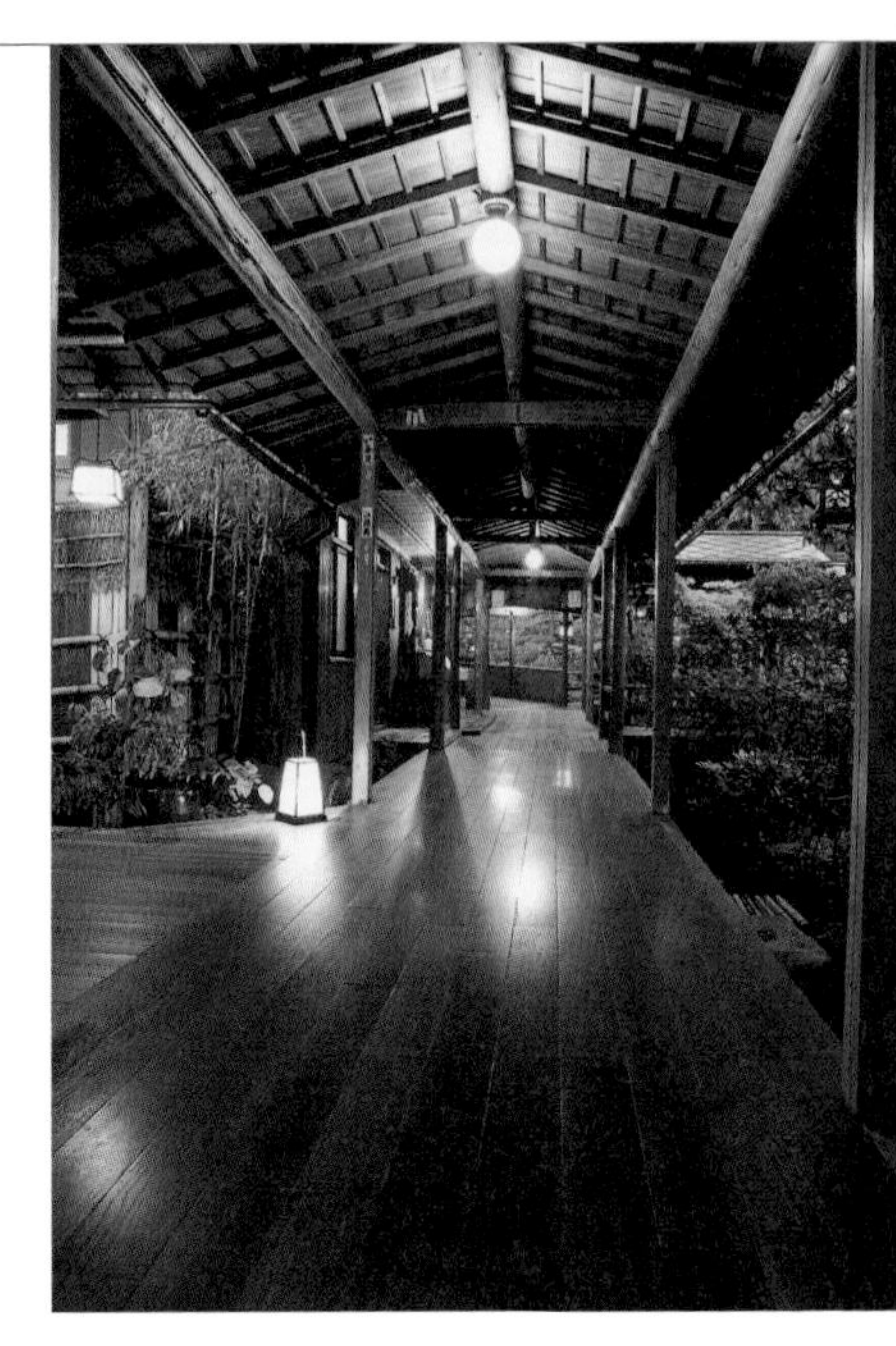

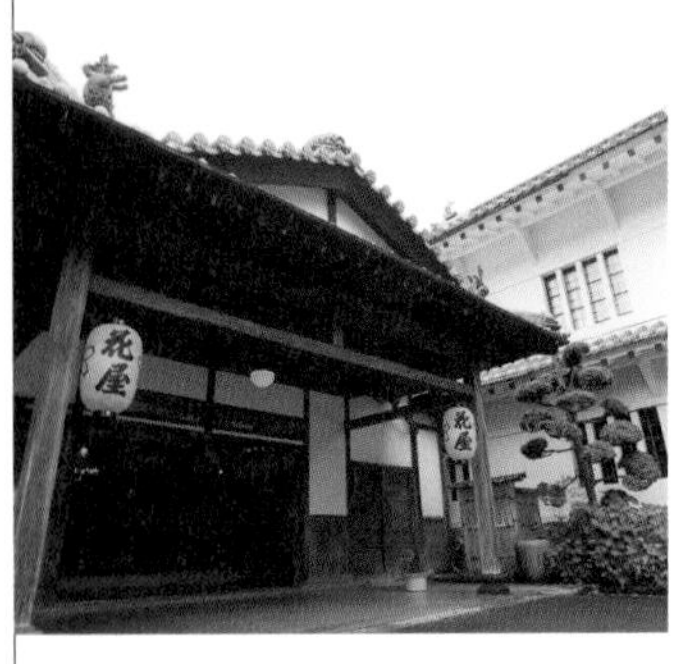

長野県　別所温泉

旅館花屋

単純硫黄泉 pH8.8 アルカリ性　https://www.hanaya.ne.jp/

嫁に行くなら別所の湯で肌を整えてから。と、古くから言い伝えられてきた別所温泉は、ふわふわの綿菓子のようにやさしく肌を包む単純硫黄泉です。よく見ると細かな湯の花がふわりと漂っています。古い角質をやさしく落として肌をなめらかに整えるアルカリ性で、硫黄の作用で血行促進されて肌の再生を促します。湯上りはなめらかなつや肌になって、嫁入り肌が整うというわけですね。宿の建物のほとんどが国の登録有形文化財で庭園の回廊を進んで客室や温泉を行き来します。大理石風呂は大正ロマンを感じさせるステンドグラス。深めの湯船にたっぷりと美の源泉がかけ流されて、首まですっぽりと温泉に浸れます。

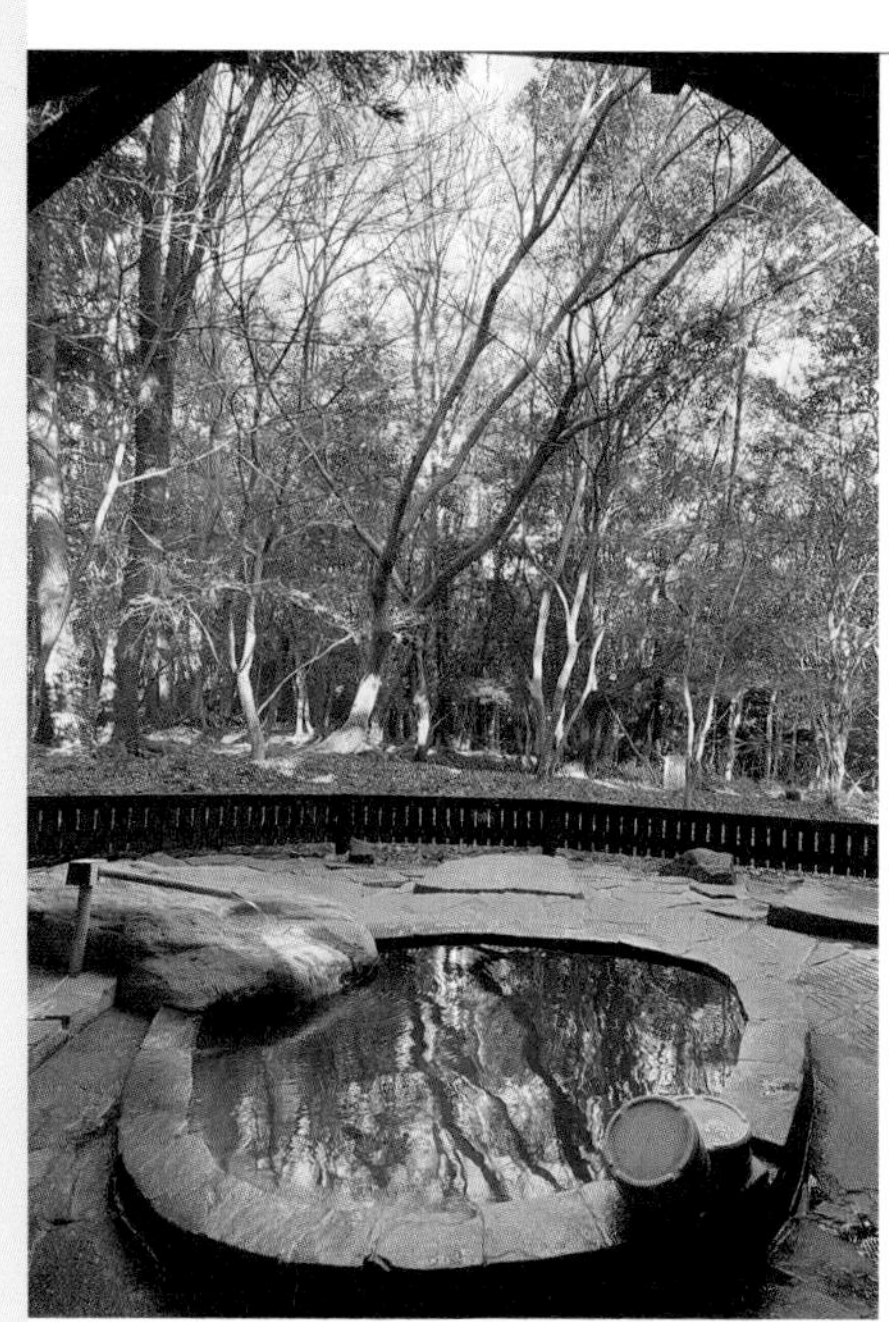
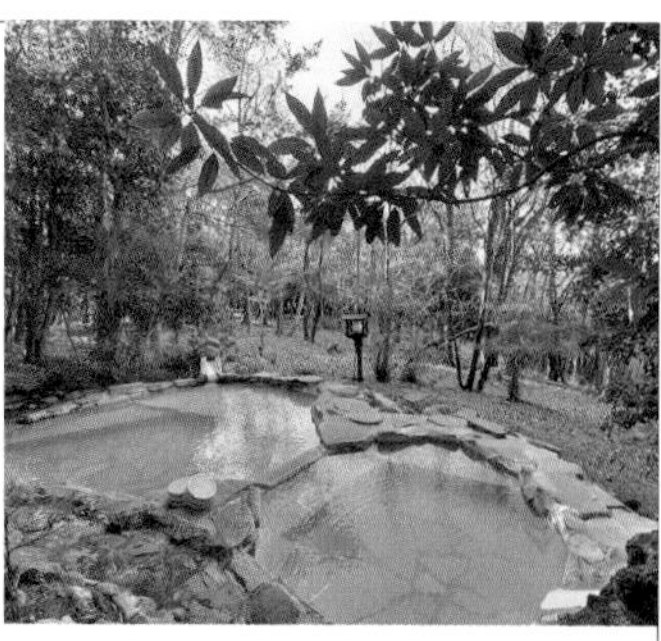
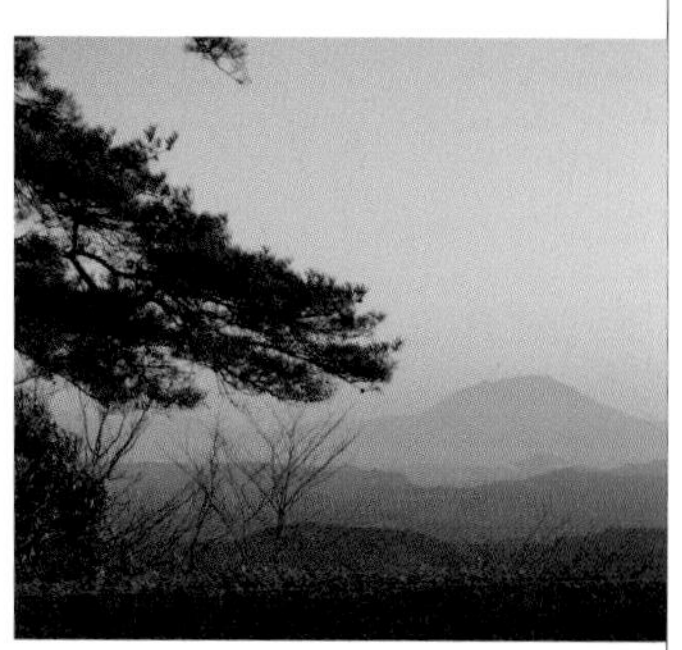

鹿児島県 霧島温泉

旅行人山荘

単純硫黄泉（硫黄谷温泉）pH5.5 弱酸性、単純温泉（丸尾温泉）pH6.8 中性　https://ryokojin.com/

温泉に入ると硫黄の湯の花がふわふわと肌に寄り添い、触れると「とろり」と湯の中へとけていきます。体がじんわりと温まり、疲れがほどけて安らぎます。霧島高原の森の中、遥かに錦江湾が広がり、桜島がぽっかりと浮かんで見える場所に宿があります。自然湧出の丸尾温泉の単純温泉と、硫黄谷温泉の単純硫黄泉の二種類の温泉が楽しめます。森林セラピーロードにもなっている自然林に囲まれた貸切風呂「赤松の湯」は単純硫黄温泉で血行促進の湯。pH5・5の弱酸性で肌にやさしいまろやかな感触です。桜島を望む絶景の大浴場や、静かな森の貸切風呂と、温泉三昧で肌へ水分と栄養をチャージできます。

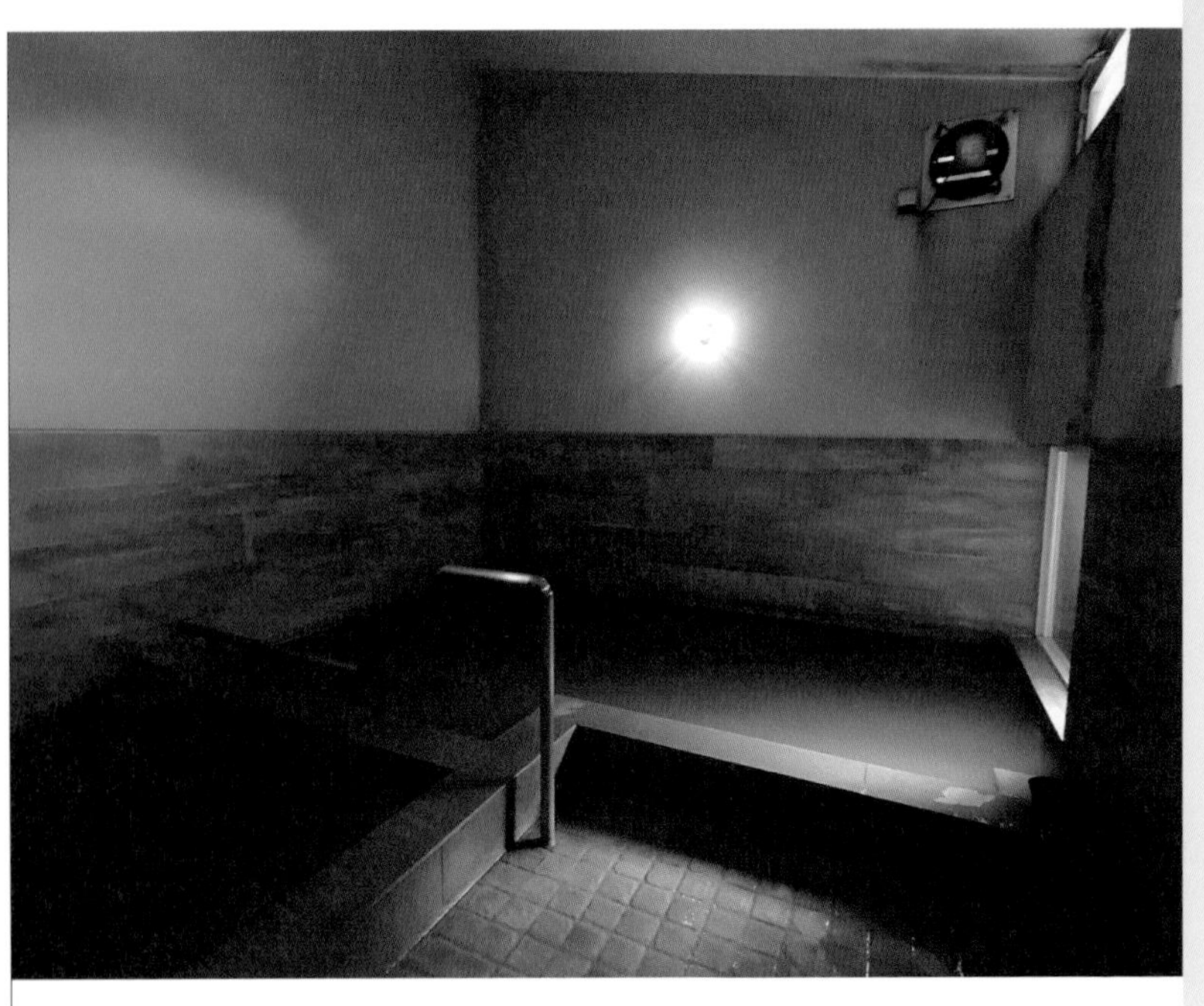

北海道 川島温泉
川島旅館

含よう素－ナトリウム－塩化物泉 pH.7.5 弱アルカリ性　https://kawashimaryokan.co.jp/

珍しい「天然オイルバス」は、オイル成分の混じった源泉をそのまま利用する豊富温泉ならではの使い方。温泉の表面にオイル状の成分がぷかぷかと浮いてドレッシングのようになっています。海水の成分にもある「よう素」を含む濃いめの塩化物泉で、湯は石油のような木材のような香りがします。塩とオイル成分が肌表面に膜をつくってしっかり保湿しうるおいを逃がしません。体の芯まで温まり、湯上り肌はつやピカの仕上がりです。源泉温度は三五度で、そのまま注いだ冷たい湯船と、ぬるめに温めた内湯、熱めの半露天風呂があって、三つの湯船を行き来すると爆発的に温まり汗が噴き出してすっきりします。

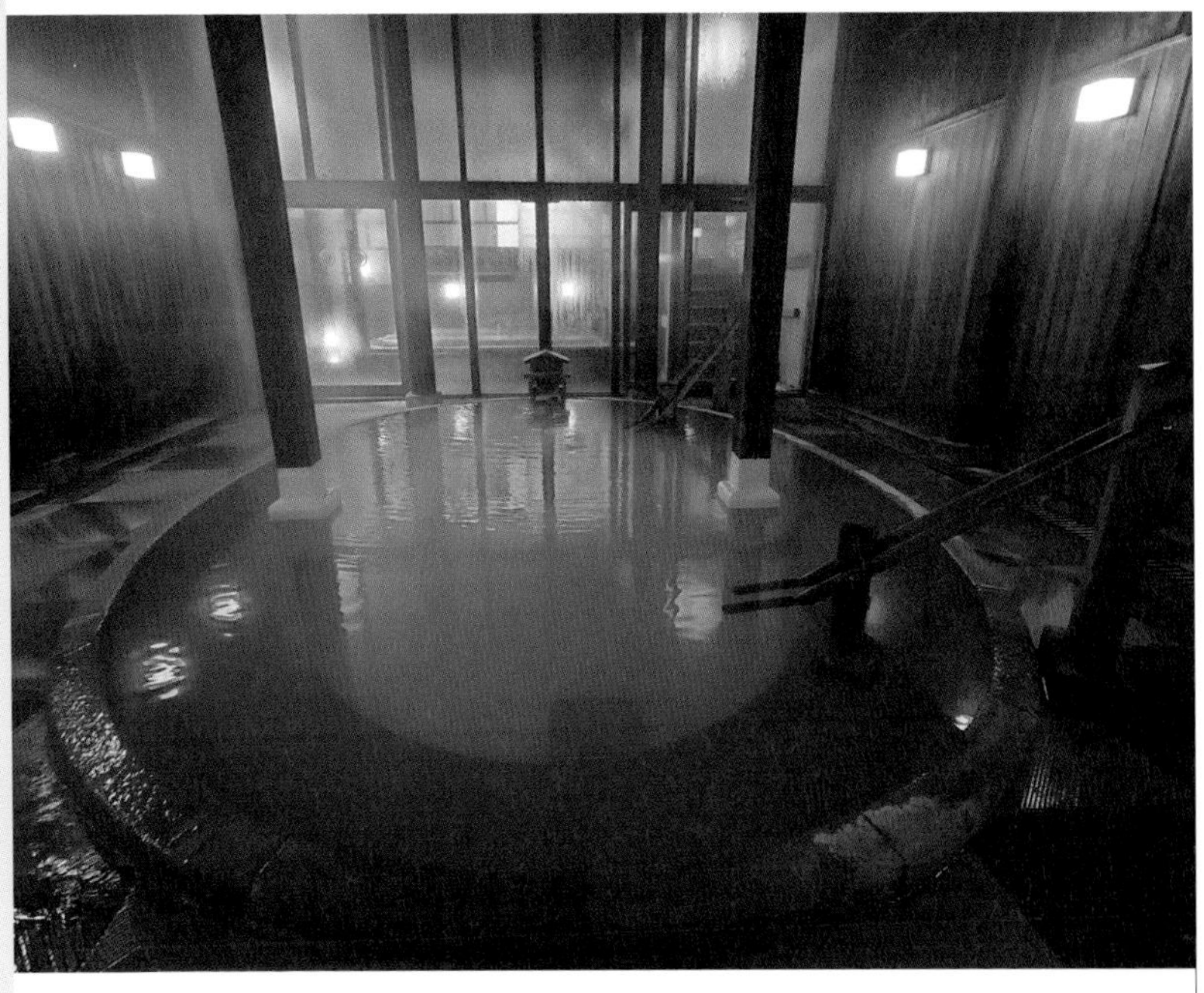

群馬県 草津温泉

奈良屋

酸性・含硫黄−アルミニウム−硫酸塩・塩化物泉ｐH2.1 酸性　https://www.kusatsu-naraya.co.jp/

草津の湯はこんなになめらかだったかしらと、うっとりしてしまう奈良屋の温泉は、湯守の手によって生み出されます。白旗源泉を宿まで引き込み、ひと晩寝かせて、高温の源泉を四六度ほどまで落ち着かせてから、湯守が湯口から注ぐ量と湯かき棒での丁寧な湯もみで、絶妙な温度のなめらかな肌触りの湯に整えているそうです。酸性の硫黄泉で、殺菌作用もあり、肌と体を程よい刺激で活力を与える元気チャージの温泉です。やわらかく感じるミルキーグリーンの湯ですが、ぐるぐると体中の血流が動き出し、いつまでも湯のぬくもりが体の中にとどまります。宿近くの湯畑を散歩すれば、標高はおよそ一二〇〇ｍで山岳性気候、心拍数があがり血行を促します。

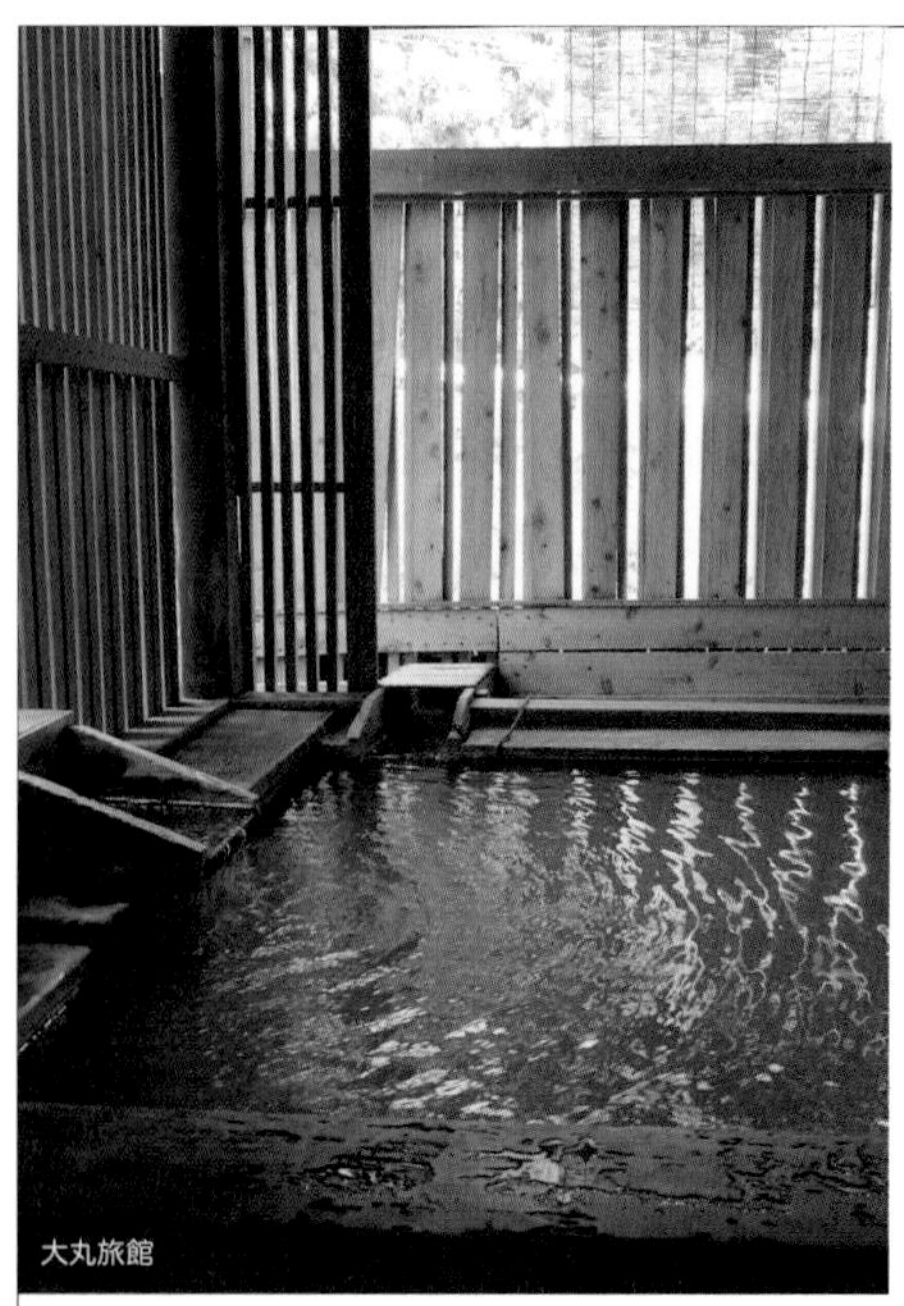
大丸旅館

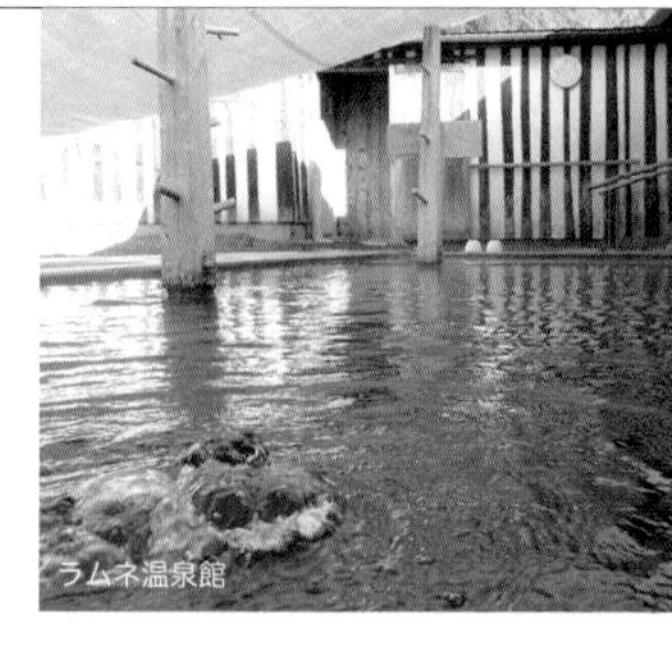
ラムネ温泉館

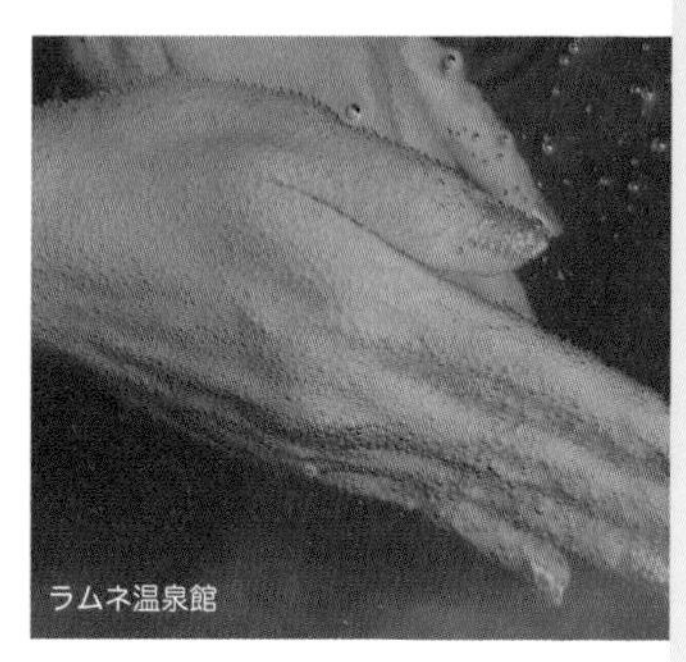
ラムネ温泉館

大分県　長湯温泉

大丸旅館&ラムネ温泉館

大丸旅館／マグネシウム・ナトリウム・カルシウム－炭酸水素塩泉 pH6.9 中性 http://www.daimaruhello-net.co.jp/
ラムネ温泉館／含二酸化炭素－マグネシウム・ナトリウム－炭酸水素塩泉 pH6.1 中性

天然炭酸泉の里、長湯温泉は、プチプチ弾ける炭酸の泡が感じられる温泉や、炭酸ガスが溶け込みじんじんと温まる温泉もあり、個性の異なる炭酸含有泉に出会えます。大丸旅館の自家源泉は大地のミネラルを感じる薄緑色のにごり湯で、二酸化炭素ガスを七三五ミリグラム含有し、ぐっとくるどっしり感のある湯。肌がぱあっと紅潮して血行促進していくのを実感します。シュワシュワの泡を感じるなら外湯のラムネ温泉館へ。露天風呂は三二度ほどの二酸化炭素泉を大量にかけ流し、全身に炭酸の泡がつき、じっとしていると泡粒が大きくなって肌にびっしり。じわじわと血行促進して末端まで温まり、手足のむくみもすっきりしてうれしくなります。

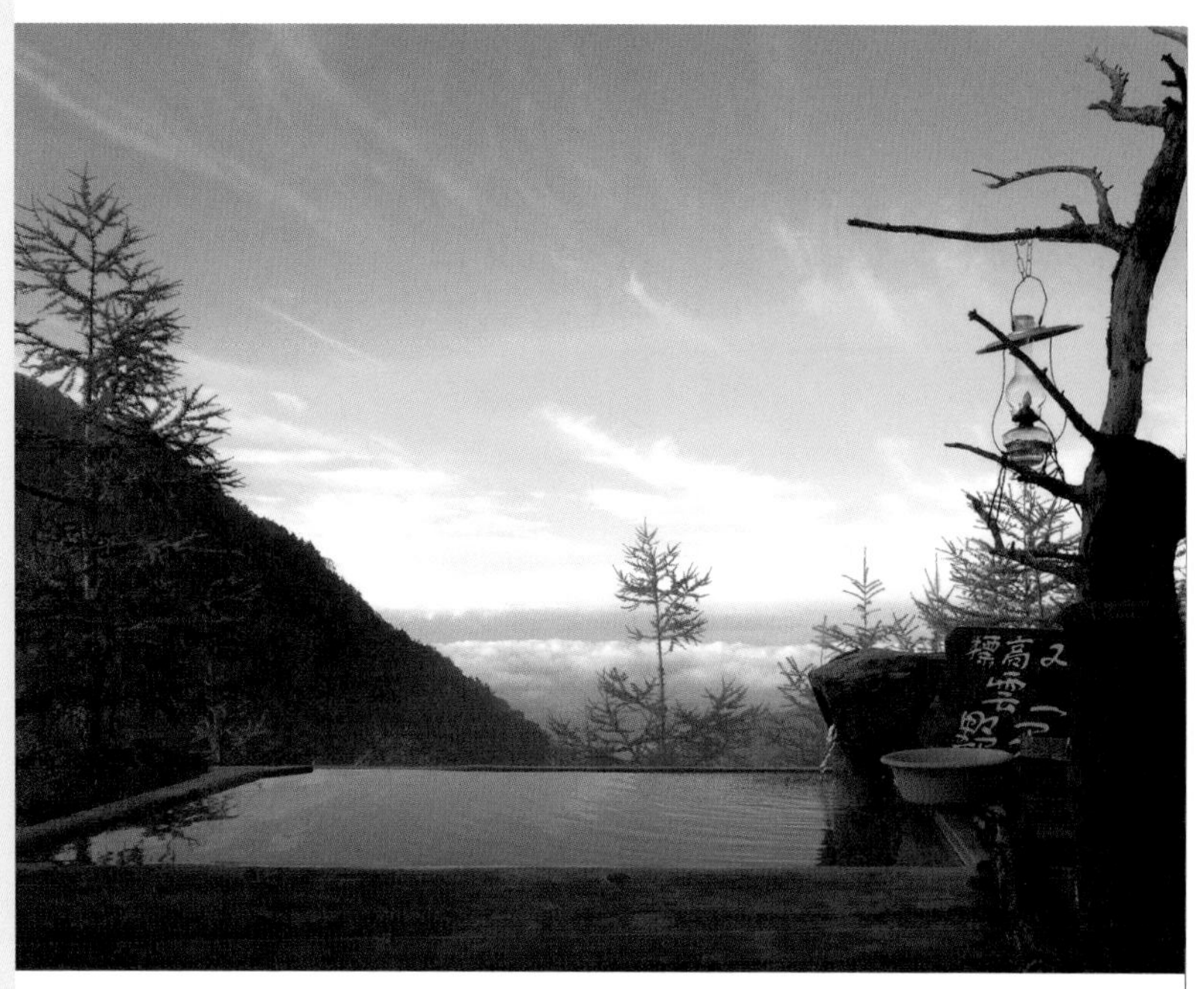

長野県 高峰温泉

ランプの宿高峰温泉

含硫黄－カルシウム・ナトリウム・マグネシウム－炭酸水素塩温泉ｐH7 中性　https://www.takamine.co.jp/

高峰温泉は標高二〇〇〇メートルの雲の上にあります。源泉は三六度ほどで、それも魅力のひとつとして、小さい湯船には体温に近い「ぬる湯」の源泉をそのまま注いでいます。この湯船がなんとも至福、ふわっと硫黄の香りにつつまれて、宇宙を漂うここちよさです。隣りの大きな湯船は加温したあたたかい温泉になっているので、あつ湯とぬる湯を行き来して温冷交代浴することで自律神経の調整を助けます。硫黄の血行促進作用と標高の高さもあって、ぐるぐると血がめぐり、しだいに汗がにじんで気持ちよく発汗できます。宿が行う星空観賞会で星座がわからないほどの満天の星を眺めてストレスをリリース。ぐっすり眠って翌朝の肌が楽しみです。

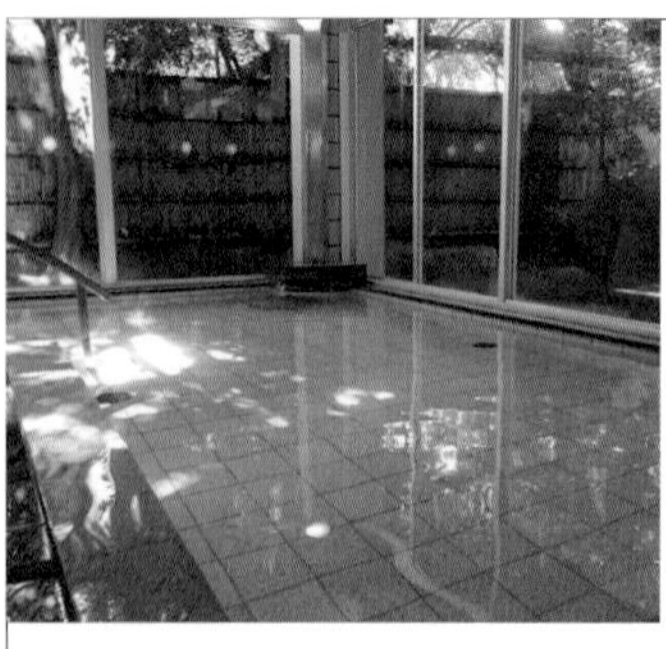

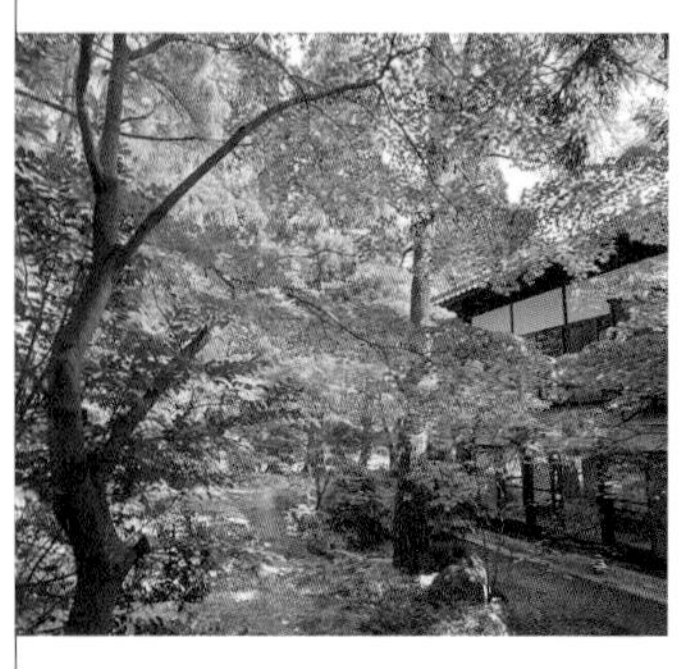

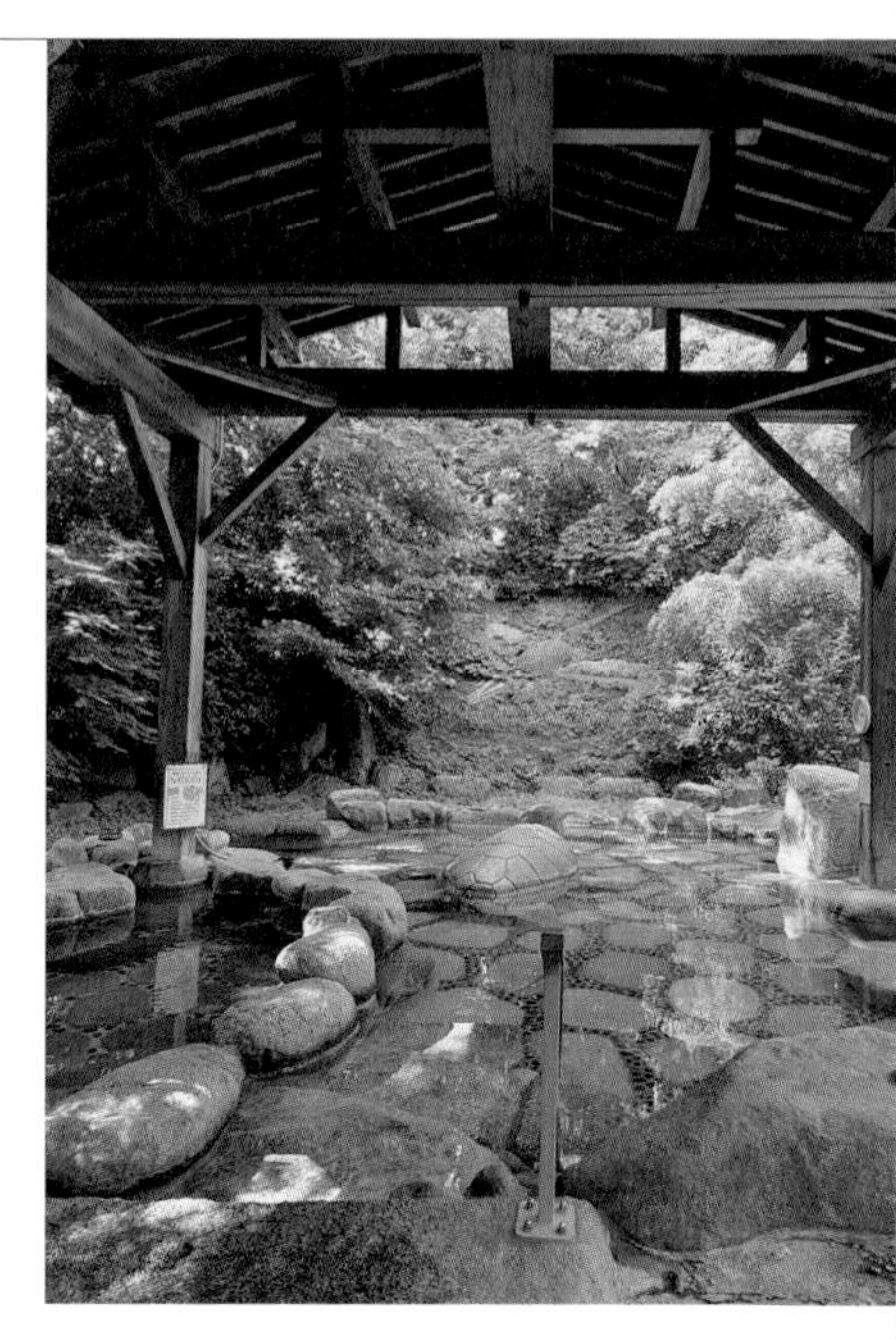

新潟県　村杉温泉

風雅の宿 長生館

単純放射能泉 pH8.5 アルカリ性　https://www.chouseikan.co.jp/

四〇〇〇坪の大庭園を眺める宿。全国屈指のラドンを含有する源泉が自噴しています。自律神経を整えて発汗を促進し、肌の輝きを取り戻すのに、ぜひおすすめしたいのは、大浴場の露天風呂です。庭園の中にあるような岩風呂で、野鳥の声が響いています。大きな湯船は加温したあたたかな温泉で、深めの湯船で肩まですっぽり温まり体を緩めます。次に小さな湯船へ。こちらは二六度の源泉をそのまま注いだ冷泉です。両手をわきの下に挟んで「えい！」と気合を入れて首まで一気に浸ります。入ってしまうとパラダイス、温冷交代浴で「整う」感覚を味わえます。体を温め、細胞に元気をもたらす単純放射能泉で肌の輝きもサポートします。

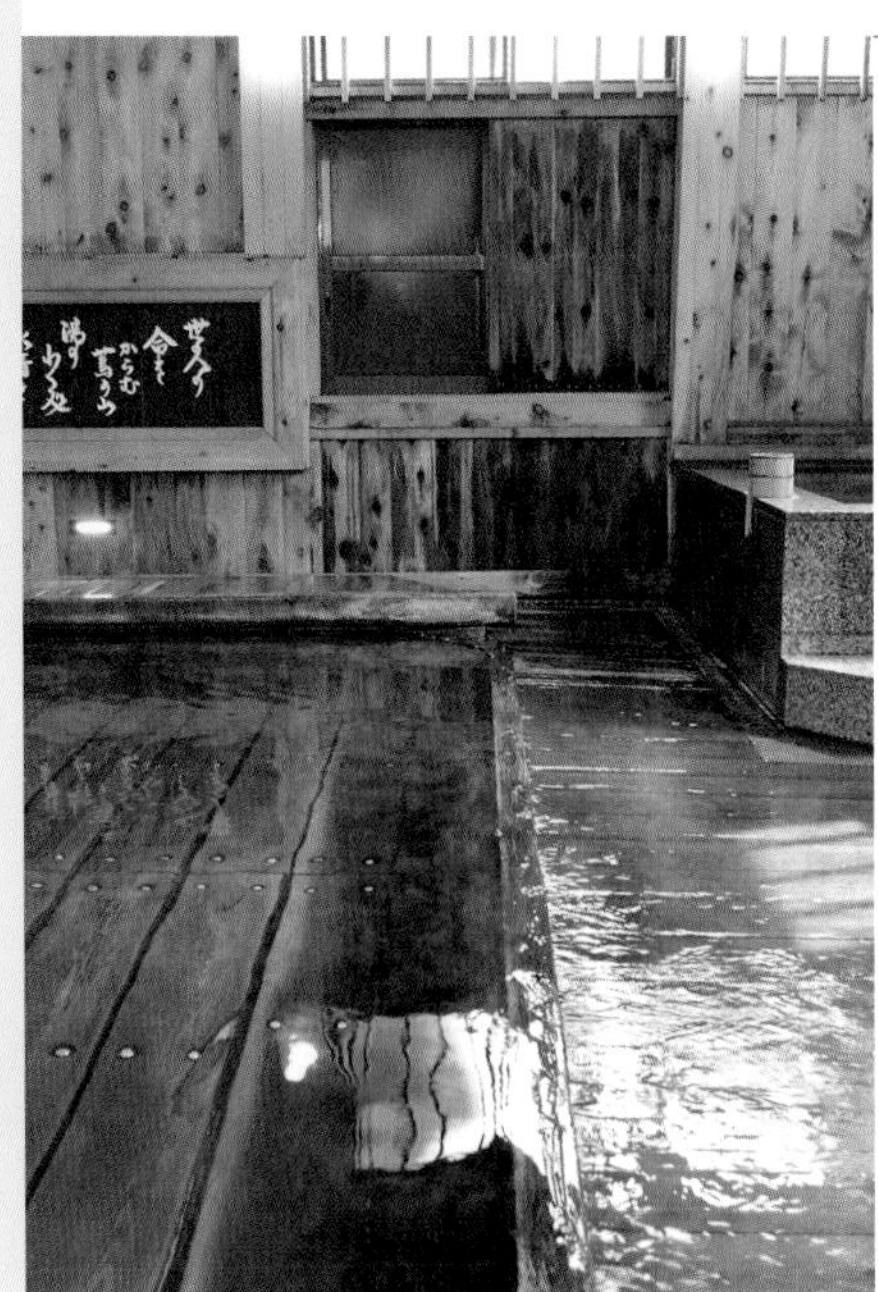

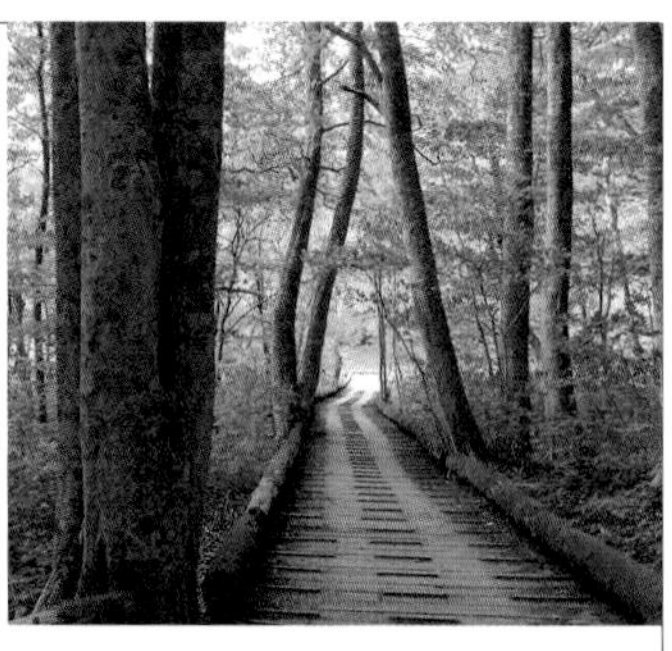

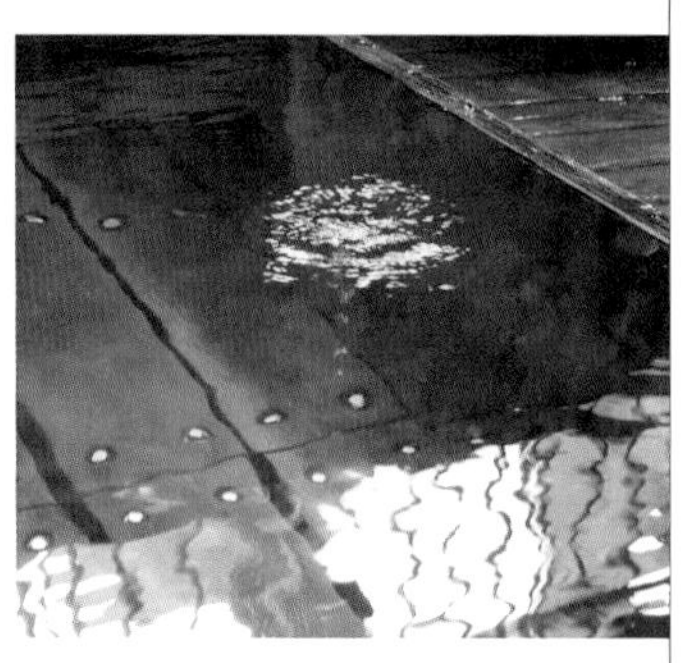

青森県 蔦温泉

蔦温泉旅館

ナトリウム・カルシウム－硫酸塩・炭酸水素塩・塩化物泉 pH7.1 中性　https://tsutaonsen.com/

パワフルな温泉はやる気のスイッチを入れてくれる気がします。源泉かけ流しではなく、生源泉湧きっぱなしです。という言葉通り、四五度〜四七度の源泉が自然湧出する岩盤の上に湯船があり、どどん、どどんと大きな湯玉が湧き上がる迫力の温泉です。熱いときには湧水の蛇口の水でうめて入るのですが、ガツンとくる力強さが心地よいと感じるから不思議です。背中がじんじん、血がふつふつと動き出して、カチカチだった首や肩がすっと緩んですっきり。硫酸塩・炭酸水素塩・塩化物泉と塩類三兄弟が働いて、美肌、冷え解消、安眠をもたらし、肌の輝きもよみがえります。敷地から遊歩道で蔦沼へ散歩。静寂の風景に心洗われて気の流れも整います。

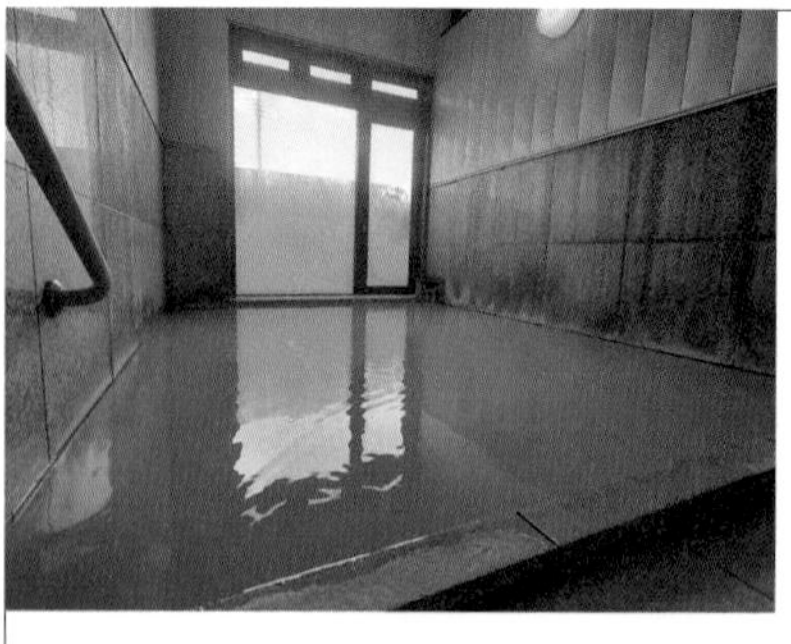

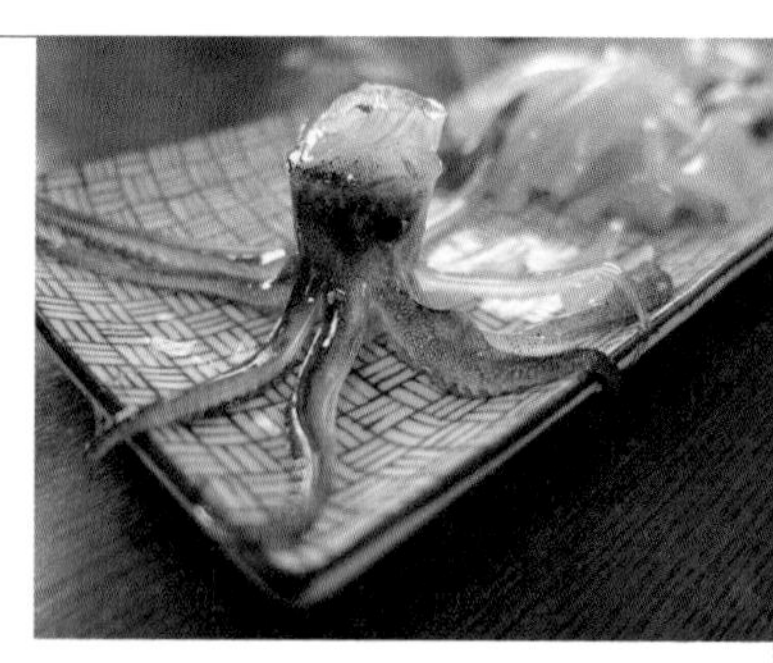

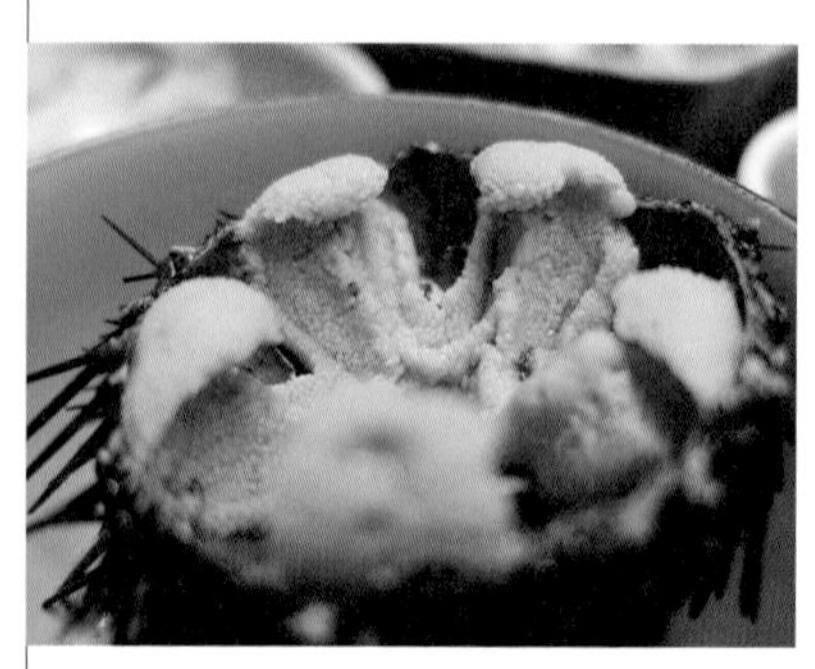

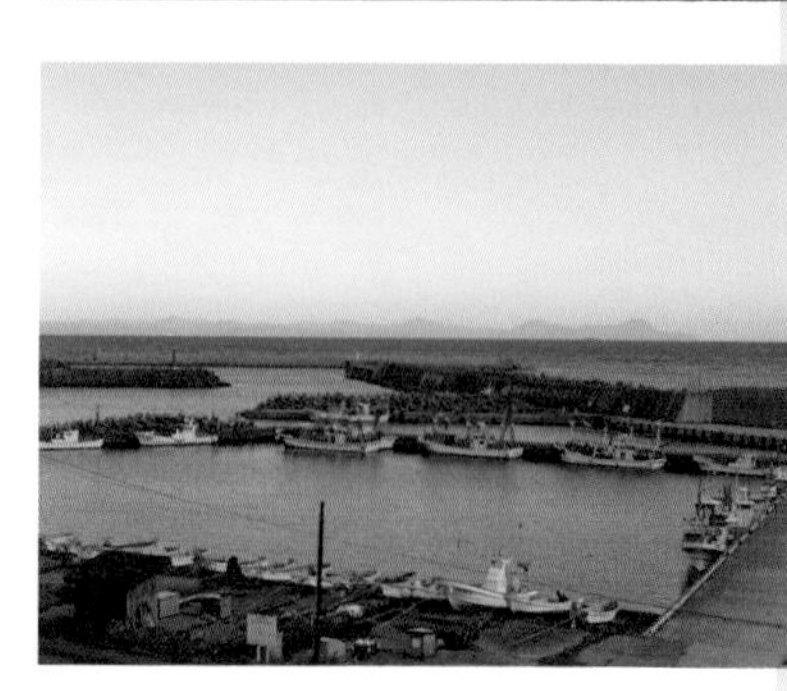

青森県 下風呂温泉

ニュー下風呂

含硫黄－ナトリウム－塩化物泉 pH. 5.8 中性 http://www.simofuro.co.jp/

津軽海峡を望む港町の下風呂温泉は、旅情を誘う風景に出会う散歩も魅力。源泉は、大湯、新湯、浜湯と個性の異なる三系統ありますが、コリを一掃するのにおすすめしたいのが、浜湯系のホテルニュー下風呂。総硫黄一キログラムあたり二五・四ミリグラムの濃厚硫黄と、潮の香りの塩化物泉がぎゅっと詰まった白濁の温泉は、ここでしか出会えない「こくまろの湯」。ぷーんと硫黄の香り、とろけるようなやわらかさに包まれてうっとりしていると、たちまち血行促進して汗が噴き出し、血も水も気もぐるぐるとめぐらせてすっきり。夏の名物はイカやウニ。潔いほど海峡の恵みが並ぶ料理を満喫して、おいしいタンパク質を肌へ届けます。

三、秋のビューティアップ温泉

秋に向かって、肌の衰えを感じる方が多くなります。女心と秋の空という言葉があるように、目まぐるしく変化する秋の気候に、体も肌もふりまわされて自律神経の調整がうまくいかなくなってしまうこともあります。

夏のダメージを抱えたまま秋枯れ肌にならないためには、「新旧交代」を上手に行っていかなければなりません。木々が実りを迎えて収穫され、紅葉し枯葉を落として、冬に備えて養分を蓄えるように、意識するのは肺の「呼吸」です。体内や肌にたまった、古い濁ったものを、まず、吐き出して、それから新鮮でエネルギーのあるものを効率よく取り入れることを意識しましょう。

秋の乾燥から肌を助ける温泉は、落として潤すの両方をかなえてくれる至れり尽くせり系温泉。気分が落ち込みがちになったら絶景温泉でストレスリリース、水分不足から起こる便秘対策には腸活温泉、水の運行をスムーズにする温泉でむくみや、お疲れ肌の解決を助けましょう。

【秋に起こりがちな美の大敵】

⑫秋枯れで肌や髪がパサパサ

⑬気分が落ち込みため息肌

⑭水分不足の便秘肌

⑮むくみ肌・上半身のむくみ

⑯朝起きるのがつらい

【秋のお悩み解決温泉】

⑫ 秋枯れで肌や髪がパサパサ

▼ビューティアップ→炭酸水素塩泉＋硫酸塩泉や塩化物泉

秋風が吹き、肌やのどの乾燥を感じる方が増えてきます。夏の紫外線ダメージや冷房などの水分不足を引きずったまま、肌の新陳代謝がスローになり、表面のごわつきも気になります。そのような状態でいくら保湿しようとしても水分や栄養が肌へ入っていきません。そんなときは、「落とす」作用の炭酸水素塩泉へ。肌表面の古い角質を落としなめらかに整えれば、保湿ケアのスピードが倍増します。それに加えて、「潤す」作用の硫酸塩泉や塩化物泉も併せ持つ温泉なら、落として潤すスキンケアの両方がかなって一石二鳥、オールインワンの化粧品のようにすべすべとしっとりの肌が手に入ります。

⑬ 気分が落ち込み、ため息肌

▼ビューティアップ→絶景リフレッシュ温泉

秋に活躍する「肺」は、呼吸でいらないものを吐き出し、新しい空気を取り込む役割に加えて、水の運行の調整も担っています。水がうまく動かないと水分が滞り痰濁(たんだく)(古い濁ったものがたまってしまうこと)を引き起こします。長引けば、体や心が重くなり、気分の落ち込みやうつ症状の原因にもなりかねません。前向きで明るい気持ちは表情や肌の輝きにも表れます。ストレスから心身を解放できるような絶景の温泉へでかけましょう。温泉に浸り大自然に向かって深呼吸。たまった濁りを放出して、清浄なエネルギーを取り込みましょう。

⑭ 水分不足の便秘肌

▼ビューティアップ→腸活温泉(硫酸塩泉+飲泉+静水圧)

肌や美容の大敵である便秘は、水分不足による乾燥からも起こります。腸のうるおいが足りないとコロコロ便になり、これも便秘の一種です。秋の体を支える「肺」は大腸とつながりが深く、肺が元気に働けないと腸の働きも弱まって、免疫力不足や肌トラブルに影響します。

温泉で大きな湯船に入ると静水圧がポンプアップ作用となり、内臓にも適度な刺激となります。また、飲んで整える「飲泉」もあります。飲泉すれば腸の蠕動運動（ぜんどううんどう）を盛んにし、入浴することで肌や体にも水分を運んでくれる硫酸塩泉で、肌も腸もしっとり潤い美人をめざしましょう。

⑮むくみ肌・上半身のむくみ

▼ビューティアップ→酸性泉、硫黄泉

肺は乾燥に弱く、秋風が吹いて急に空気が乾燥すると、全身へと水分（津液（しんえき））を運ぶ肺の働きも弱くなってしまいます。秋のむくみは上半身にたまりやすく、目がはれぼったい、口の中がむくむ、顔がぱんぱん、フェイスラインがぼんやり見えてしまいがちになります。しゅっとすっきり小顔を目指すなら、体や肌に適度な刺激を与えて、血と水をめぐらせてくれる酸性泉や硫黄泉がおすすめです。秋の旅ですからいっそ紅葉の美しい温泉へでかけてはいかがでしょうか。

⑯ 朝起きるのがつらい

▼ビューティアップ→単純温泉で睡眠の質向上

睡眠は体を休めるだけでなく、肌を育てる大切な時間です。秋の美を育てるための睡眠のポイントは二つ。まず、呼吸を整えて眠ること。お布団に入り横になったら、細く長く息を吐いて、ゆっくり吸う。七秒吐いて三秒吸うイメージで、眠るための心身の準備をします。

もうひとつは、明け方から朝の良質な睡眠。腸内環境を整えるためには、この時間の熟睡が大切です。朝起きるのがつらいのは、脳が休めていないから。自律神経を安定させて、安眠をもたらす単純温泉にのんびり浸かり、ぐっすり睡眠のスイッチをいれましょう。

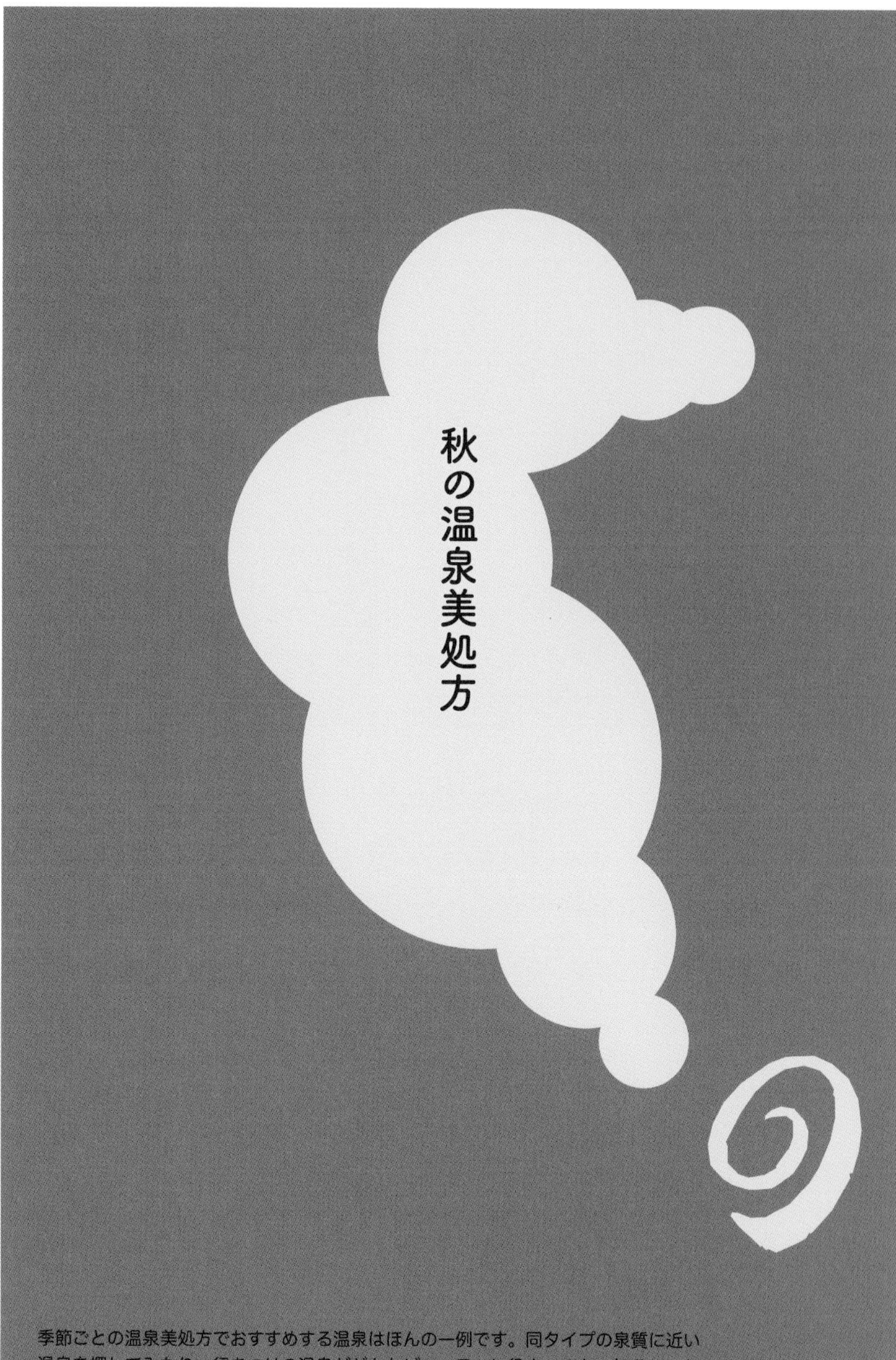

季節ごとの温泉美処方でおすすめする温泉はほんの一例です。同タイプの泉質に近い温泉を探してみたり、行きつけの温泉がどんなビューティに役立つのか、知るヒントに活用していただければうれしいです。

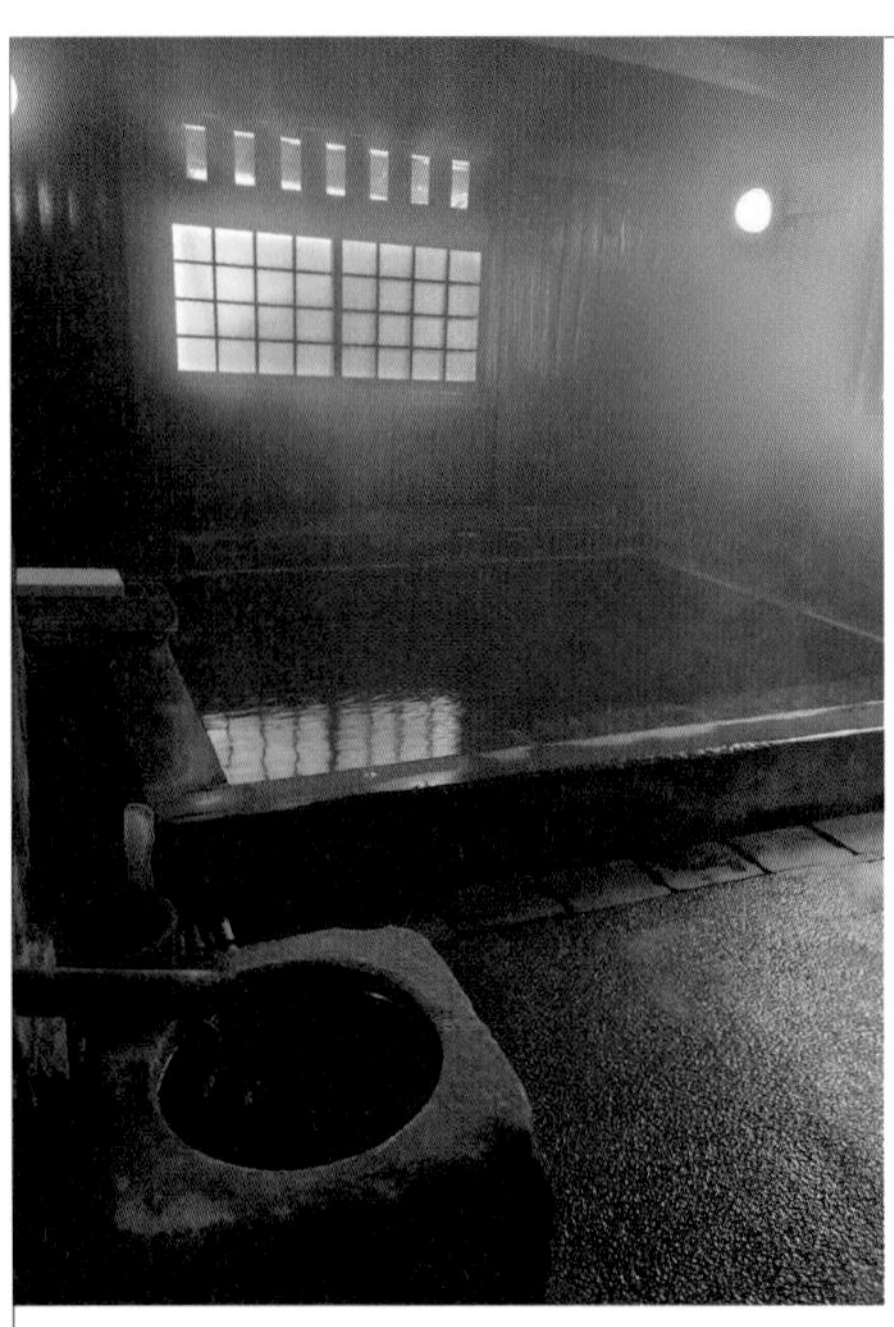

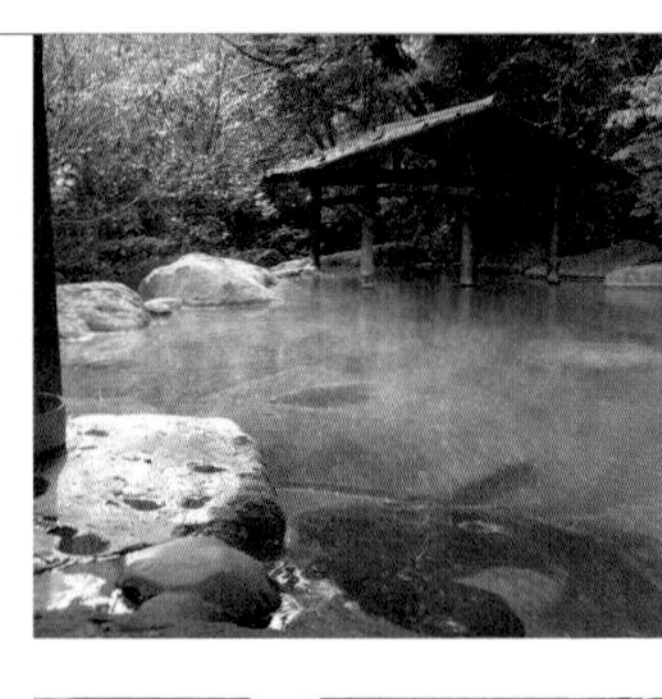

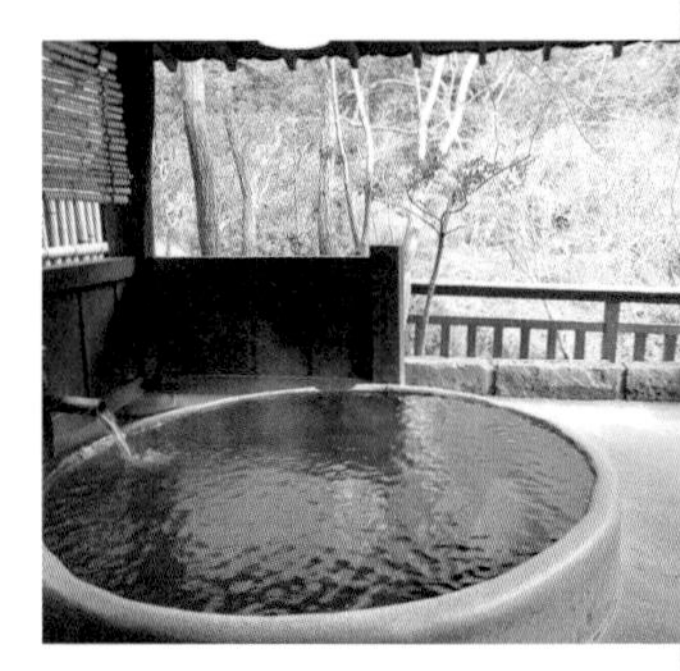

熊本県　黒川温泉

旅館山河

ナトリウム - 炭酸水素塩・硫酸塩・塩化物泉 pH7 中性 ／単純温泉 pH4.1 弱酸性
https://www.sanga-ryokan.com/

敷地の森に露天風呂、内湯、貸切風呂が点在し、宿の中で二種類の源泉に入ることができます。ひとつは、ほんのり霞がかかったような薄濁りのなめらかな湯で、不要な角質を落とすすべすべ美肌の炭酸水素塩泉と肌がしっとり潤う硫酸塩泉、そして、ツルスベ肌を塩被膜でコーティングして持続させる塩化物泉と多彩な成分が三位一体になって働くマルチ美肌の湯です。もう一本の源泉は単純温泉で、内湯「薬師の湯」に混合泉として利用され、じんわりと温まって肌代謝もサポート。阿蘇のあか牛や熊本名産馬刺しや地元小国郷の美味しい野菜をふんだんに使った美しい料理が肌の回復力もパワフルに後押しします。

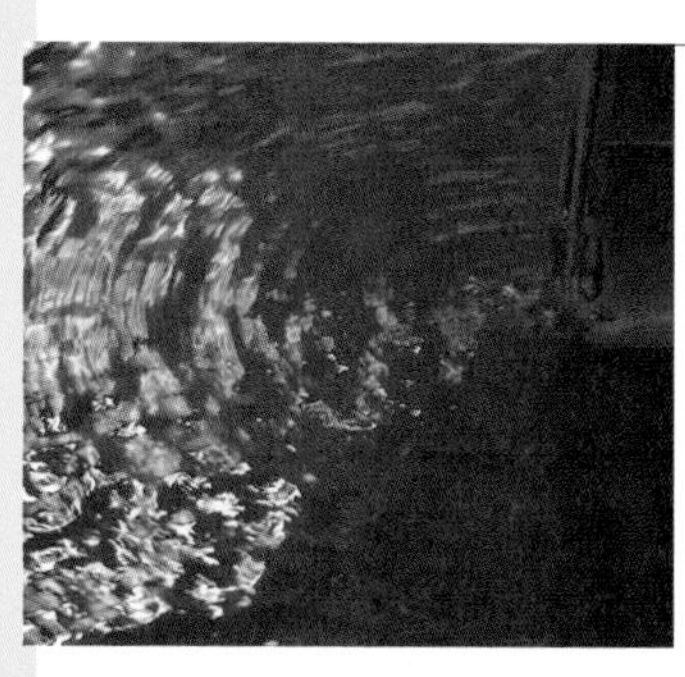

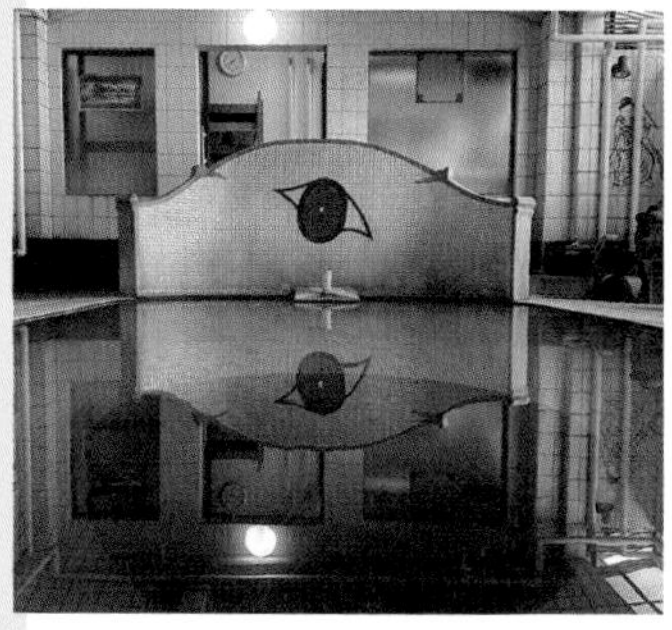

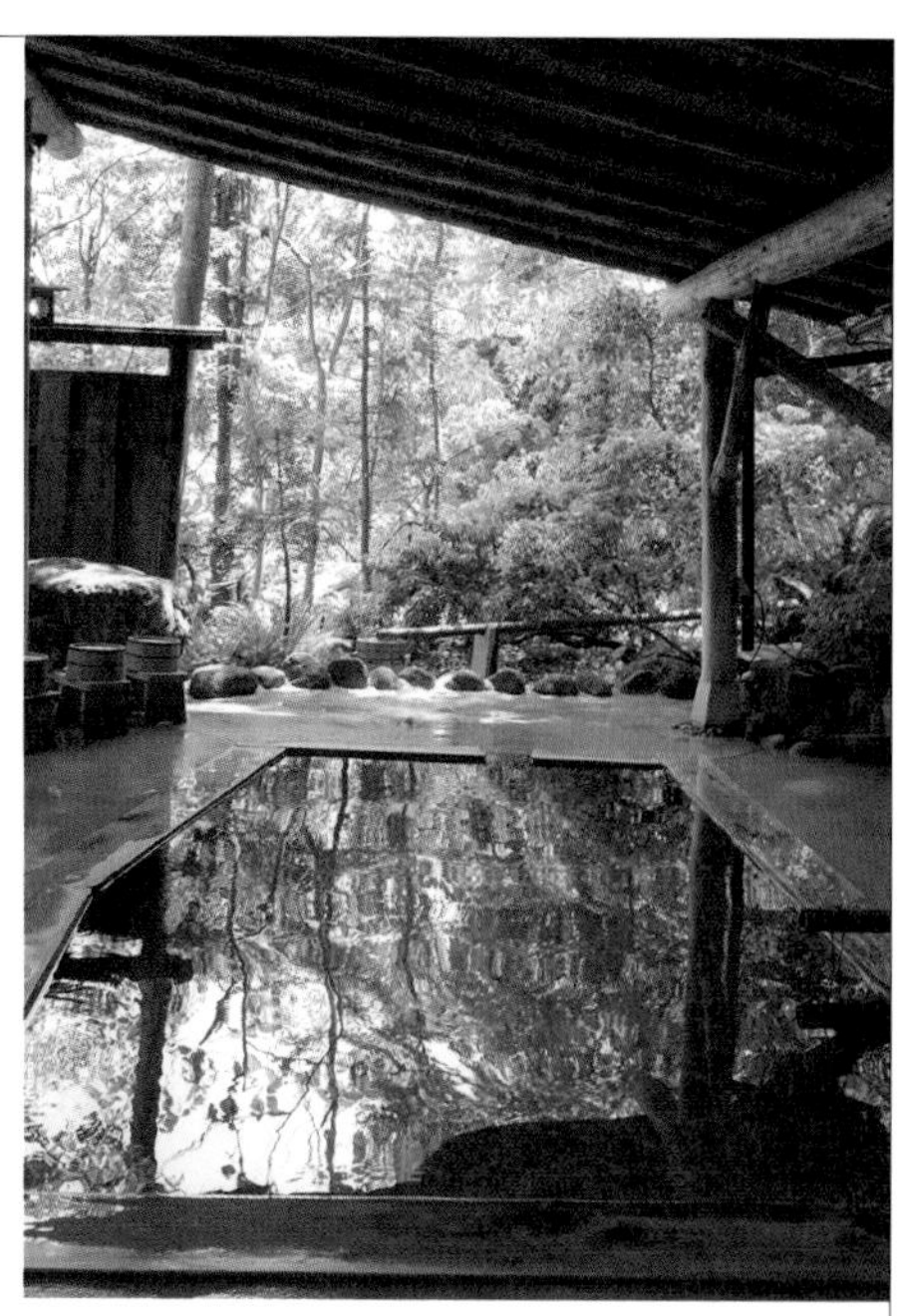

宮城県 東鳴子温泉
旅館大沼

ナトリウム－炭酸水素塩泉 pH7.0 中性 / ナトリウム－炭酸水素塩・塩化物泉 pH7.4 中性　https://www.ohnuma.co.jp

宿の玄関には「婦人名湯」の看板がかかり、自家源泉の赤湯はナトリウム─炭酸水素泉（重曹泉）の純度が高い紅茶色の温泉で森のような香りに癒されます。この色と香りは、木々が土にかえり堆積した地層(亜炭層)を通って湧出するモール泉と呼ばれる植物由来の有機物成分で、ヨーロッパでは女性ホルモンを整える療養に使われ、肌のアンチエイジングにも注目されています。山にある貸切風呂「母里の湯」で紅葉を愛でながら入る温泉はすべすべ炭酸水素塩泉としっとり塩化物泉のツーインワン。肌の古い角質を落としなめらかに整えて、植物エキスがしっとり潤す、至れり尽くせり系スキンケア温泉で、ハリのあるつや肌がよみがえります。

新潟県　妙高赤倉温泉

赤倉観光ホテル

カルシウム・マグネシウム・ナトリウム−硫酸塩・炭酸水素塩泉 pH. 6.6 中性　https://www.akr-hotel.com/

標高一〇〇〇メートルに建つクラシックリゾートホテル。さえぎるものがない絶景を見渡せる温泉が心身を解き放ち、モヤモヤしたものがすーっと抜け出ていくようです。気分がゆったりすると体のめぐりもよくなって、手足もぽかぽかとしてきます。秋は早朝に雲海が現れる率が高く、茜色に染まる空と山、流れる雲海を見下ろして入る温泉は夢のような別世界です。妙高山の中腹に自然湧出する源泉から直接引いてかけ流す温泉は、肌へ水分を集めて保湿する硫酸塩泉と、なめらか肌へ整える炭酸水素塩泉でダブルスキンケア。ご来光を眺めて温泉に浸り焼きたてのパンで優雅な朝食。絶景セラピーで肌も心もリフレッシュしましょう。

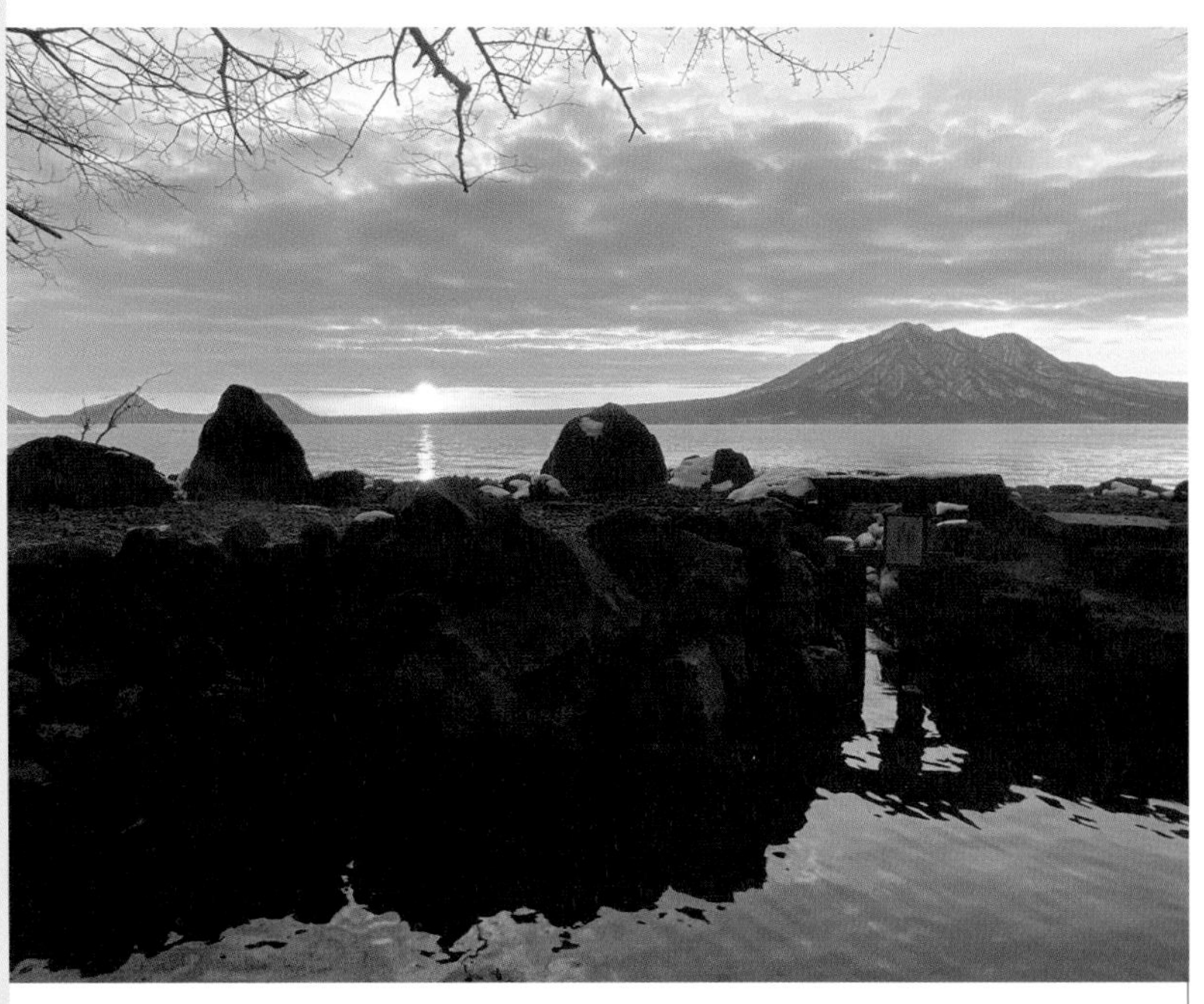

北海道 支笏湖温泉

湖畔の宿 支笏湖　丸駒温泉旅館

ナトリウム・カルシウムー塩化物・炭酸水素塩・硫酸塩泉 pH6.9 中性　https://www.marukoma.co.jp/

北海道の雄大な自然に包まれて過ごす秘湯の宿。神秘のオーラが漂う支笏湖の向こうは存在感のある風不死岳（ふっぷしだけ）。この風景の中に自然湧出する露天風呂があります。夜は湖に浮かぶ月を眺め、朝は山から昇るご来光と、宇宙の営みを肌で感じて体内時計もリセット。温泉は湖とつながる水門の砂利の高さで温度調整し深さは支笏湖の水位と連動して変化します。秋は水位も充分で色づく紅葉と湖のコントラストが楽しめます。大浴場は内湯と露天風呂があり、褐色の濁り湯です。体の芯までしっかり温まる塩化物泉、肌すべすべの炭酸水素塩泉、保湿の硫酸塩泉とミネラルたっぷりの温泉で、肌にも体にも元気をチャージします。

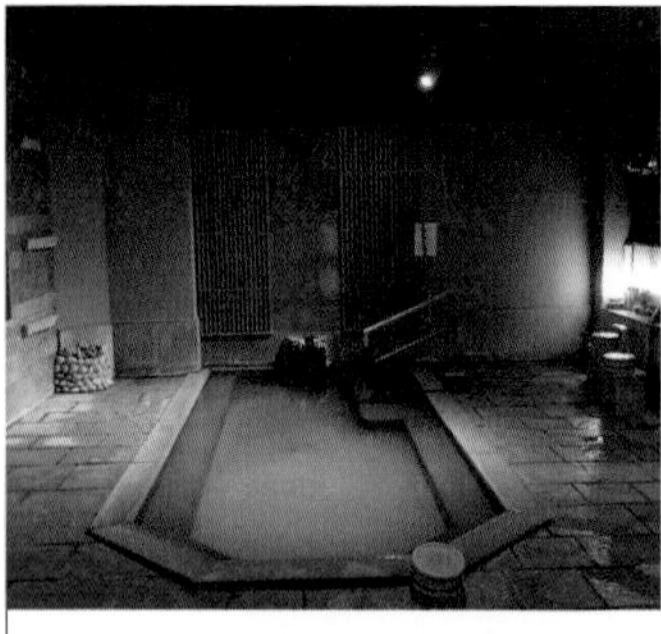

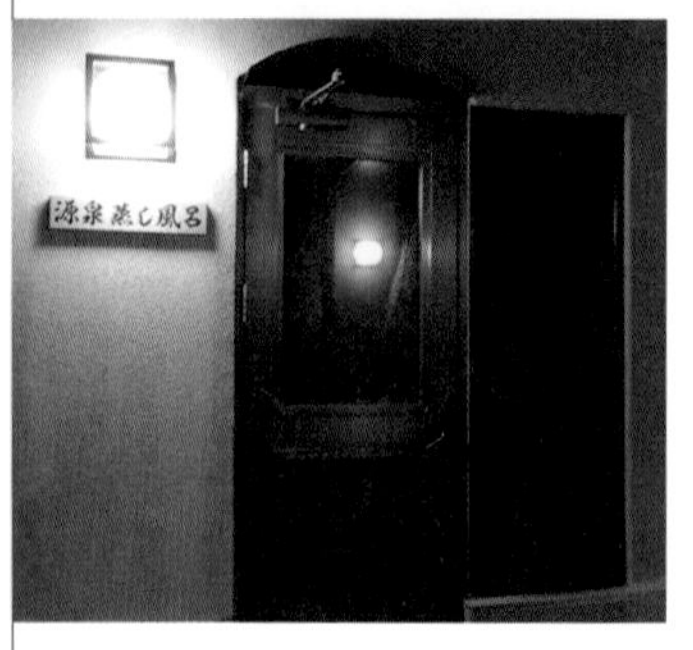

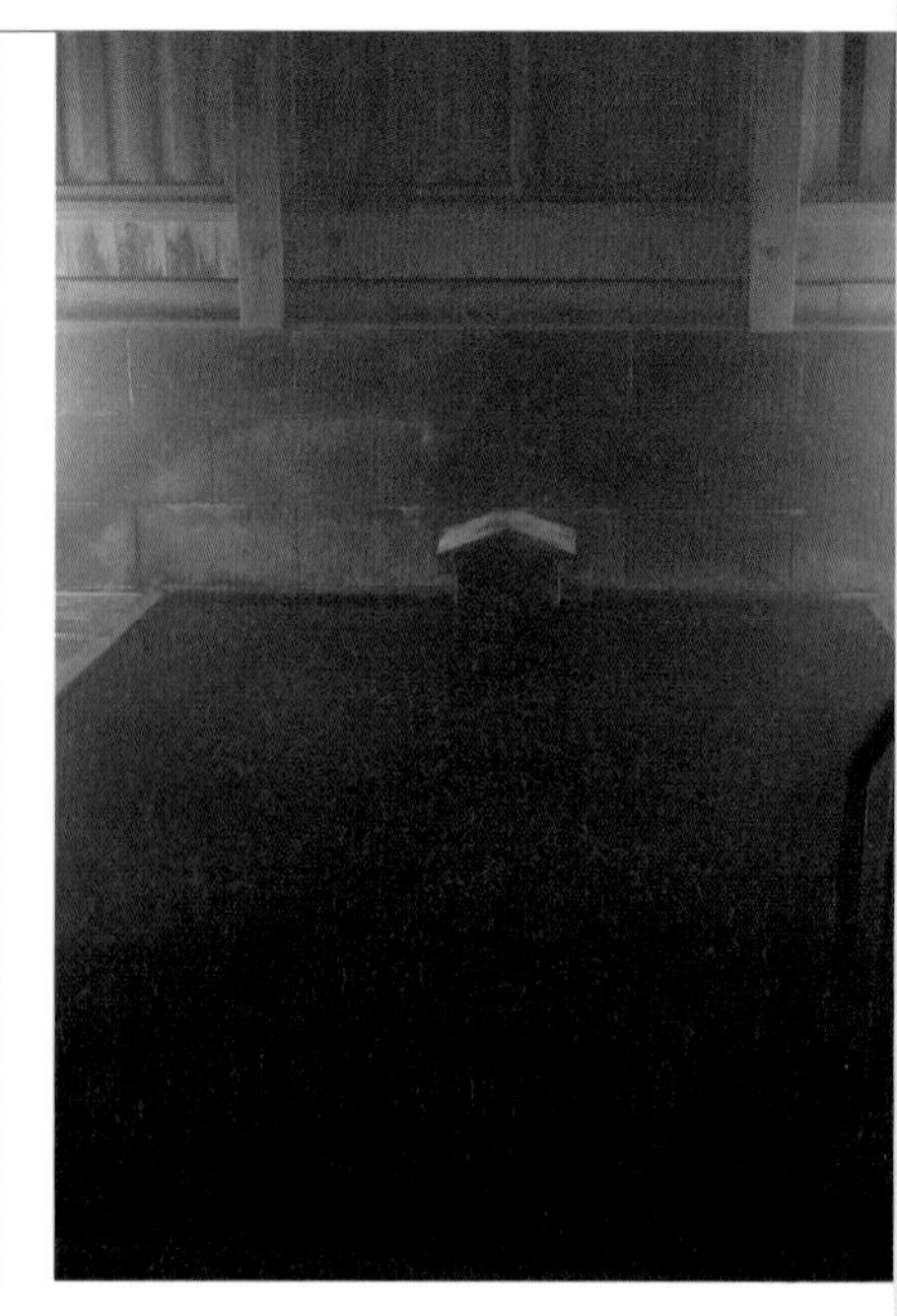

群馬県　四万温泉

温泉三昧の宿　四万たむら

ナトリウム・カルシウム－塩化物・硫酸塩泉 pH6.8 中性　https://shima-tamura.co.jp/

四万たむらでは、川底から自然湧出する七つの湯壺から毎分一六〇〇リットルの源泉が湧出しています。館内の飲泉所まで湯壺から十秒で到達、湧きたてフレッシュな源泉を飲むことができます。四万温泉は古くから胃腸の名湯として知られ、空腹時にちびちびと飲むのがおすすめ。硫酸塩泉の飲泉は腸の蠕動運動を盛んにします。館内にたくさんの温泉があって湯めぐりが楽しい。肌へひたひたと潤いを運んで塩被膜でコーティングする塩化物・硫酸塩泉。とくに岩根の湯は、源泉の岩盤がすぐ下にあり、源泉蒸気の蒸し風呂があります。全身の肌に源泉蒸気の恵みをいただき、かけ流しの温泉で肌と体へ水分とミネラルを補給しましょう。

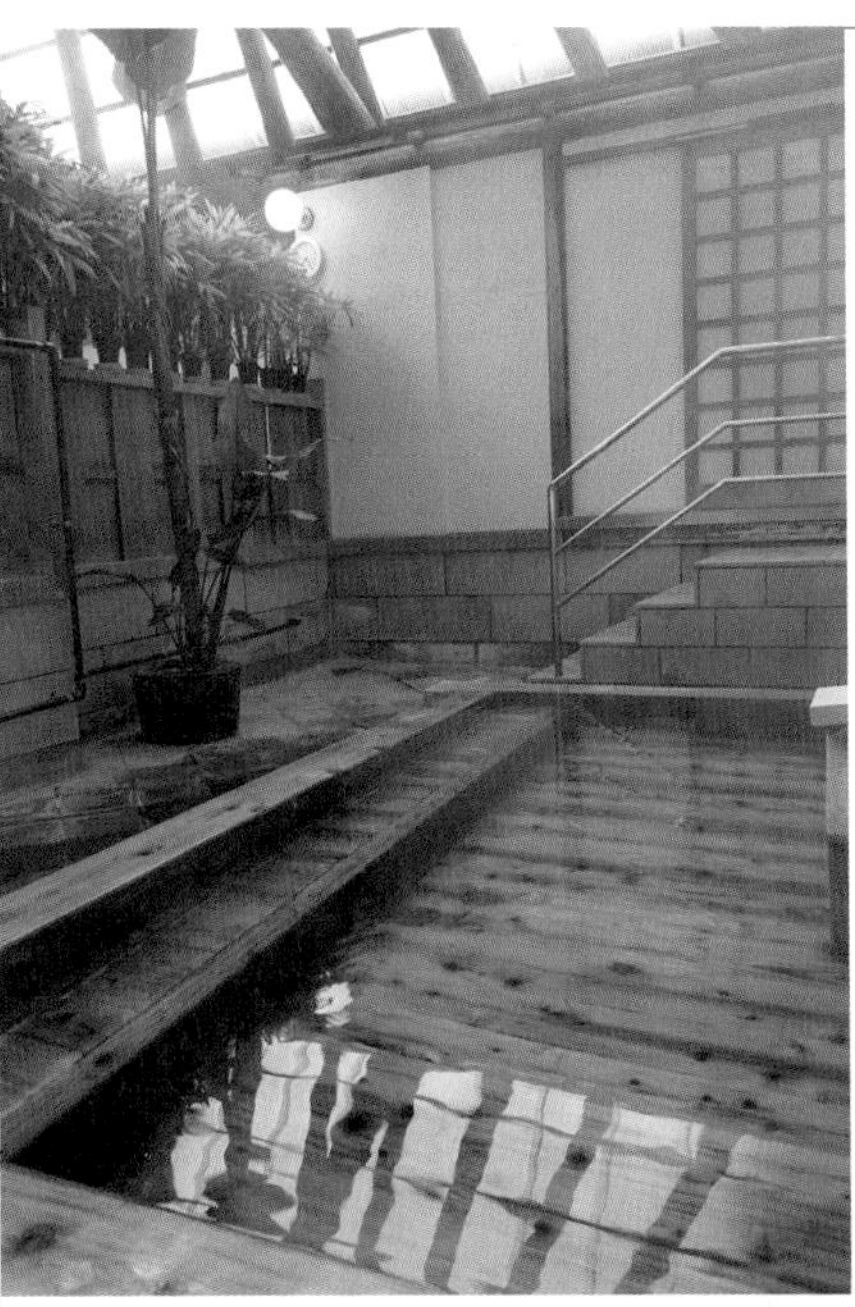

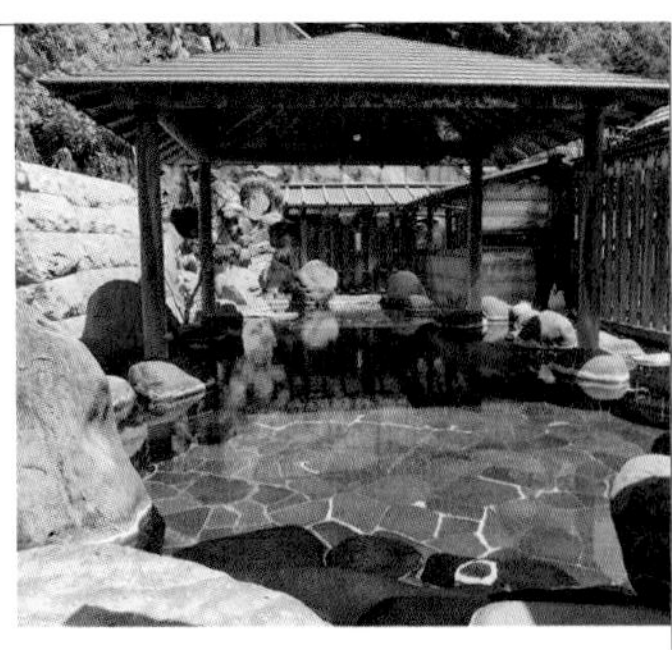

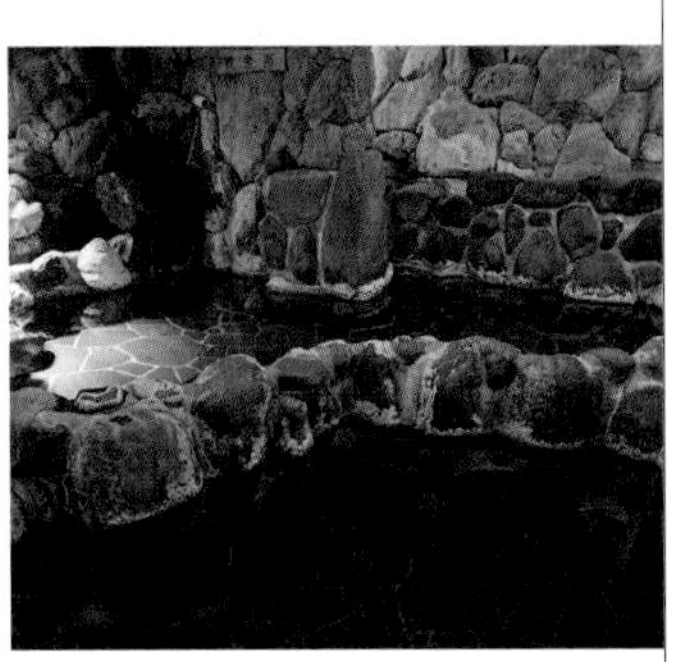

静岡県 桜田温泉

山芳園

カルシウム・ナトリウムー硫酸塩泉ｐH8.4 弱アルカリ性　飲泉所あり　https://sakurada-onsen.com/

温泉の鮮度にこだわり「地中直結型源泉かけ流し」で、高温の源泉を独自の冷却装置で適温にして湯船へ入れています。貸切大露天風呂は圧巻の広さで、深さ一メートル、湯船の端から端へとゆっくり温泉ウオーキングすれば、静水圧のポンプアップ作用と適度なストレッチになり、肌と体の代謝も動き出します。飲むこともできる温泉は、硬度六四五ミリグラムでミネラル豊富、硫酸塩泉で内臓を整え、腸の蠕動運動を盛んにします。洞窟風の室岩風呂（女湯）には、湯船の横に飲泉の湯口もありますので、桶にくんで、洗顔やタオルをひたして源泉顔蒸しパックをお試しください。肌へ水分や栄養を運ぶ道筋を整えてくれます。

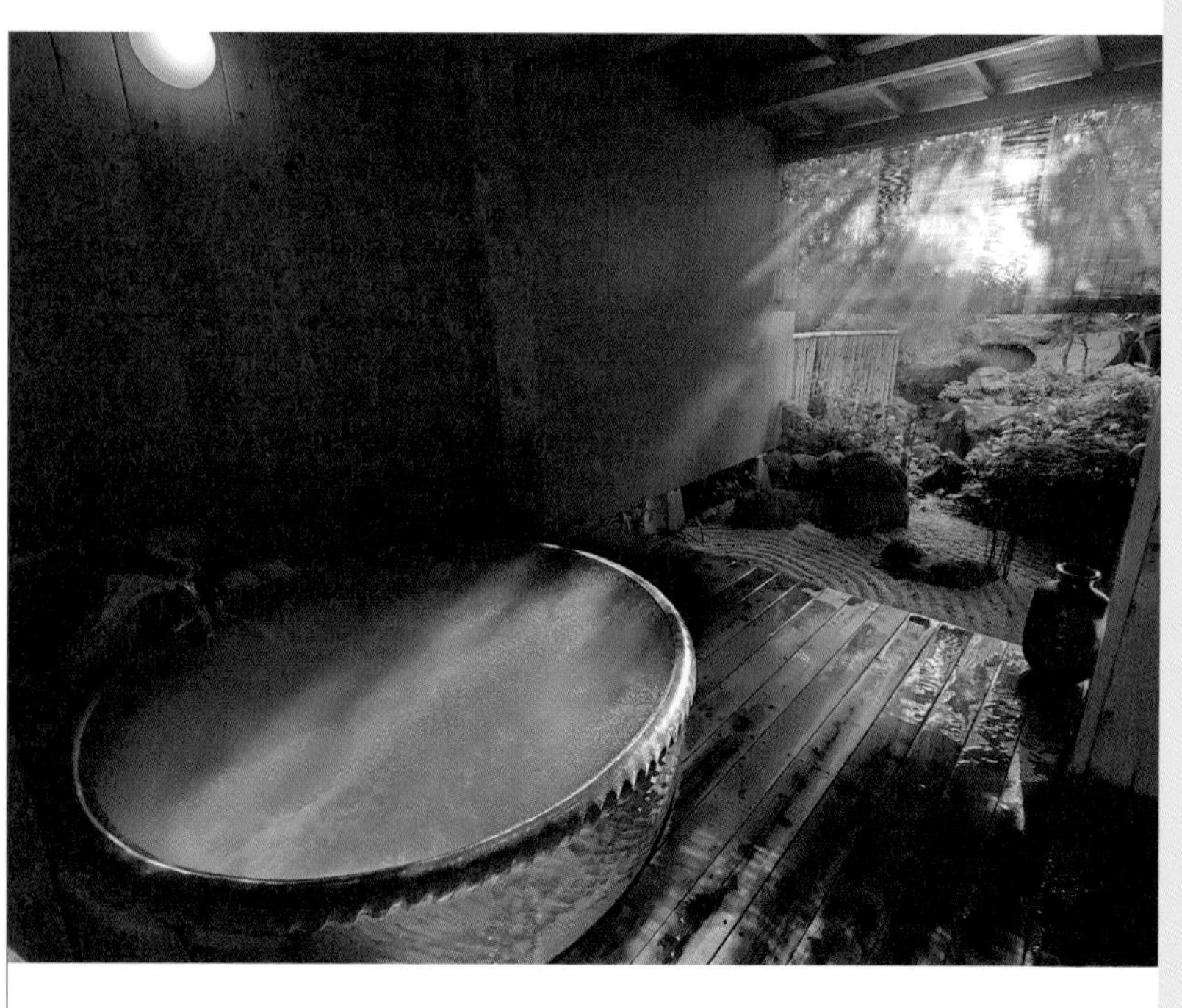

福島県　岳温泉

花かんざし

単純酸性泉 pH. 2.5 酸性　https://hana-kanzashi.com/

岳温泉はひと言でいうと「ツンデレ系」。安達太良山の源泉地から温泉街まで約八キロもの距離の山肌を伝う湯樋を四十分ほどかけて自然に湯もみされながら湯船へと届きます。透明な温泉が湯船に注がれて空気に触れることで白い湯の花が生まれ、湯船に浸かると湯が混ざって淡いミルク色になっていきます。単純酸性泉でｐＨ２・４８、すっと透き通るような爽やかな刺激を感じたかと思うと、しだいに湯がまろやかに感じる癒し感がやってくる、なんとも不思議な魅力です。酸性泉は適度な刺激で肌や体を活性化、じんじんと血と水がめぐり始めて代謝が上がり、すっきりします。秋の味覚を地酒と味わう風流な美食会席料理も楽しみです。

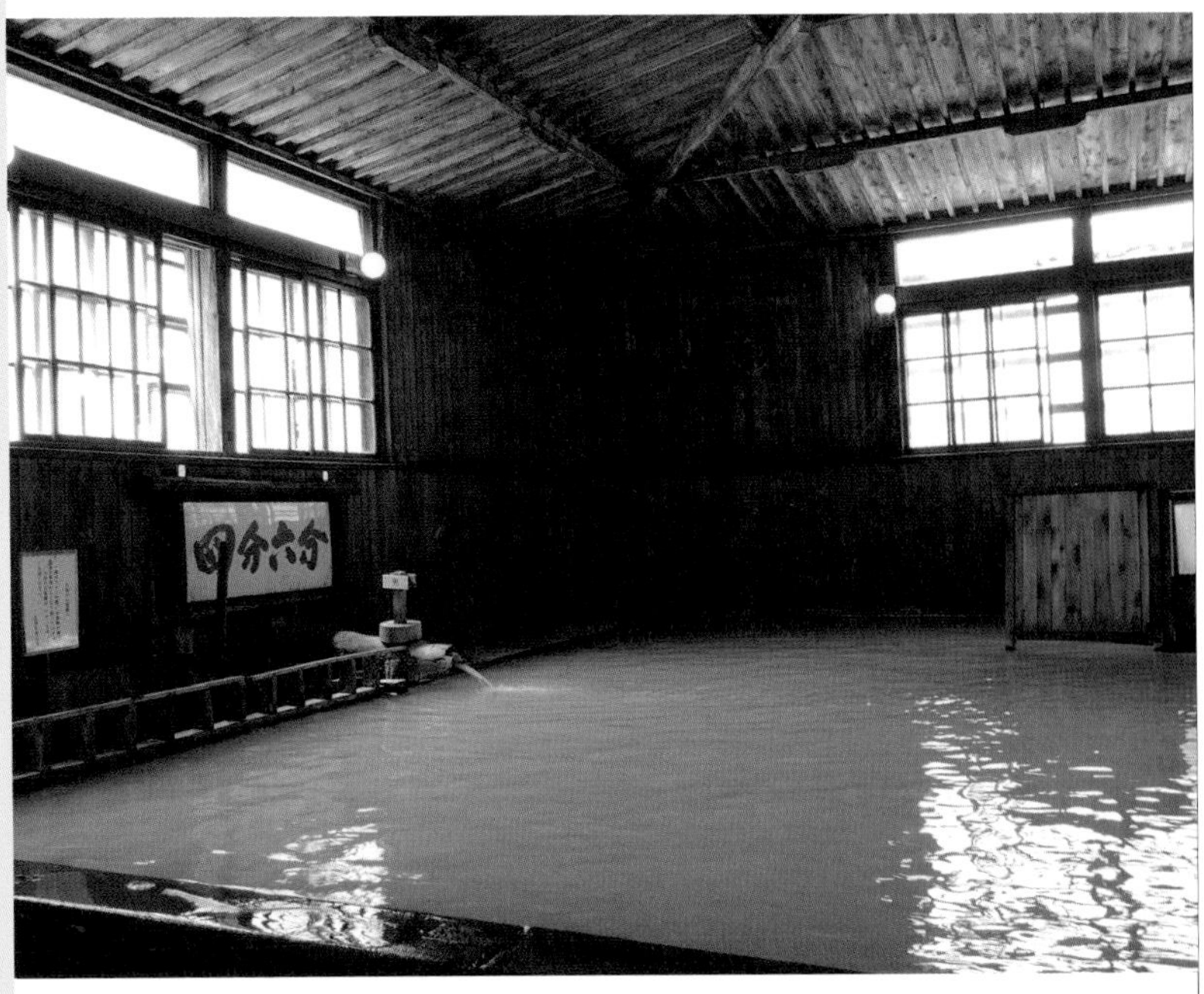

青森県 酸ヶ湯温泉

酸ヶ湯温泉旅館

（熱の湯）酸性・含鉄・硫黄ーアルミニウムー硫酸塩・塩化物泉 pH1.8 酸性 https://sukayu.jp/

八甲田山の大自然の中にパワフルな硫黄泉が湧いています。大浴場「ヒバ千人風呂」は混浴ですが、宿泊すると朝と夜に女性専用時間があるので、のんびり浸ることができます。その中にある「熱の湯」は床下の岩盤から源泉が自然湧出していて、八甲田パワーがぎっしり。酸性泉で活性化し、含鉄泉で芯まで温まって発汗、硫黄泉で血行促進し、含アルミニウム泉で肌のハリを回復、硫酸塩・塩化物泉でしっとり保湿と、温泉ビューティがてんこ盛りの泉質です。とはいえ、入り過ぎは禁物です。隣の湯船にある、やや熱めの「四分六分の湯」でさっと仕上げをして、湯上り三十分は静かに休息、体内の水の流れを整えて美肌を育てます。

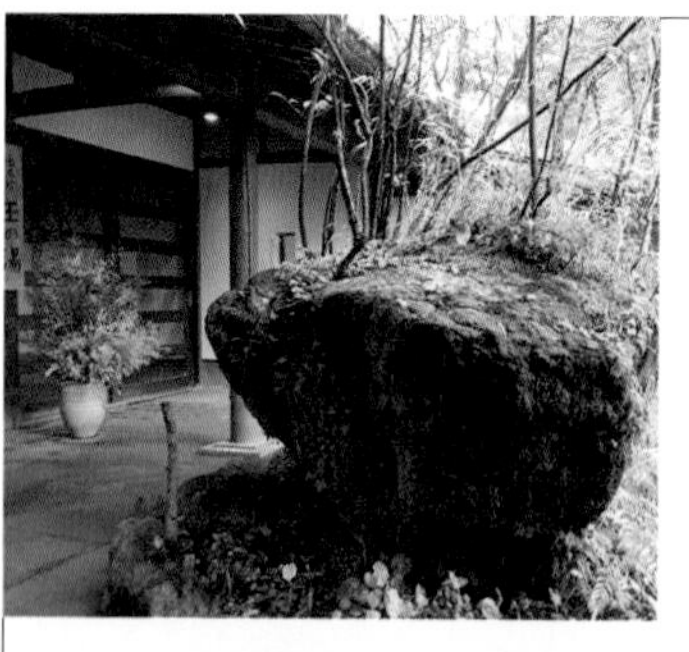

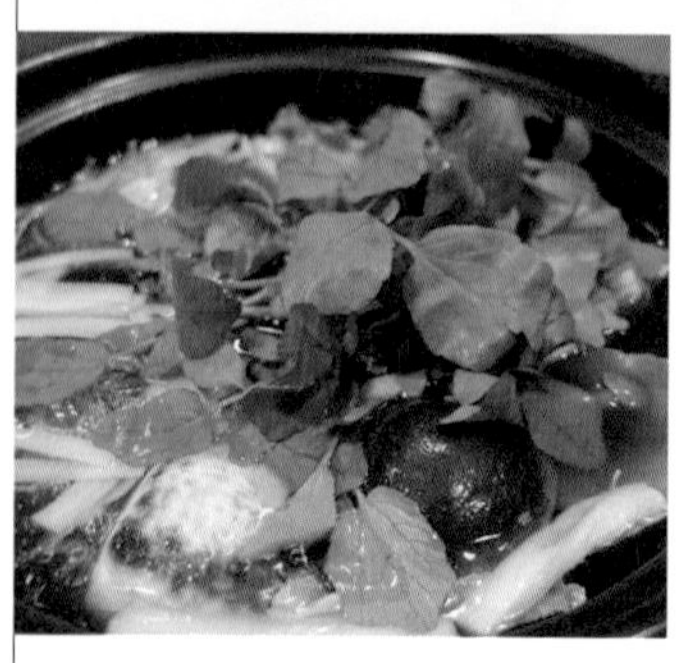

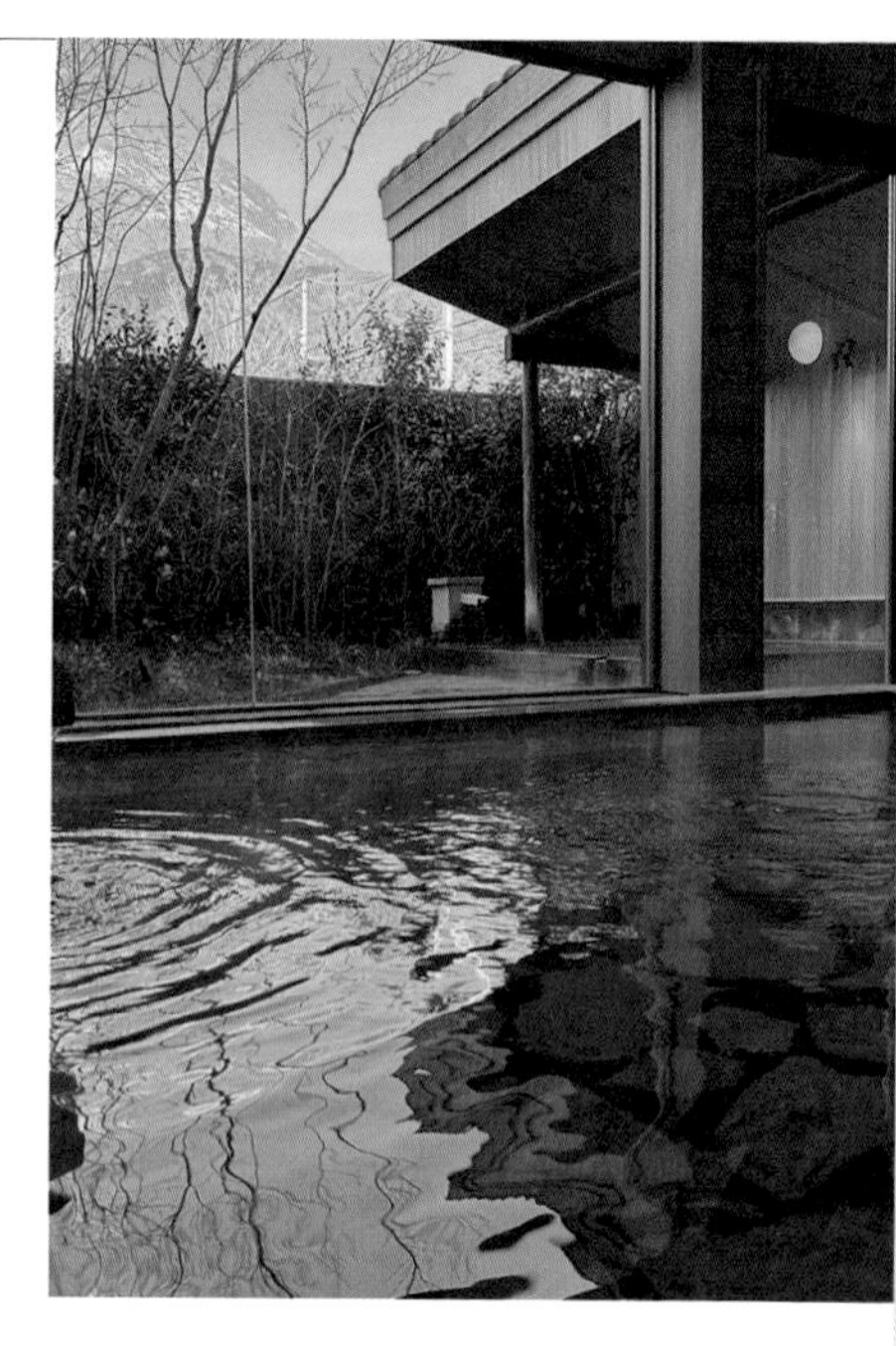

大分県　由布院温泉

由布院玉の湯

単純温泉 pH. 8.2 弱アルカリ性　https://www.tamanoyu.co.jp/

宿の敷地に足を踏み入れただけで、すっと空気が変わります。湯の坪通りからちょっと入っただけなのに大きな森の中にいるような気分、小鳥の声が響いて穏やかな風が吹いています。森の小道を歩くように回廊を進んで客室へ。日常の荷物をすっかりおろして、身ひとつで温泉へ入ります。大浴場の内湯はすっぽり肩まで入れる深さ、やわらかな湯に包まれて暮れ行く由布岳の風景を眺めます。なめらかな湯にぎゅっと抱かれて安らぐことで、オーバーヒートしていた脳や体が放電されて、ぐっすり睡眠スイッチに切り替わります。弱アルカリ性の単純温泉で肌はしっとりすべすべ。クレソンたっぷりの名物鍋で、肌と体に栄養補給しましょう。

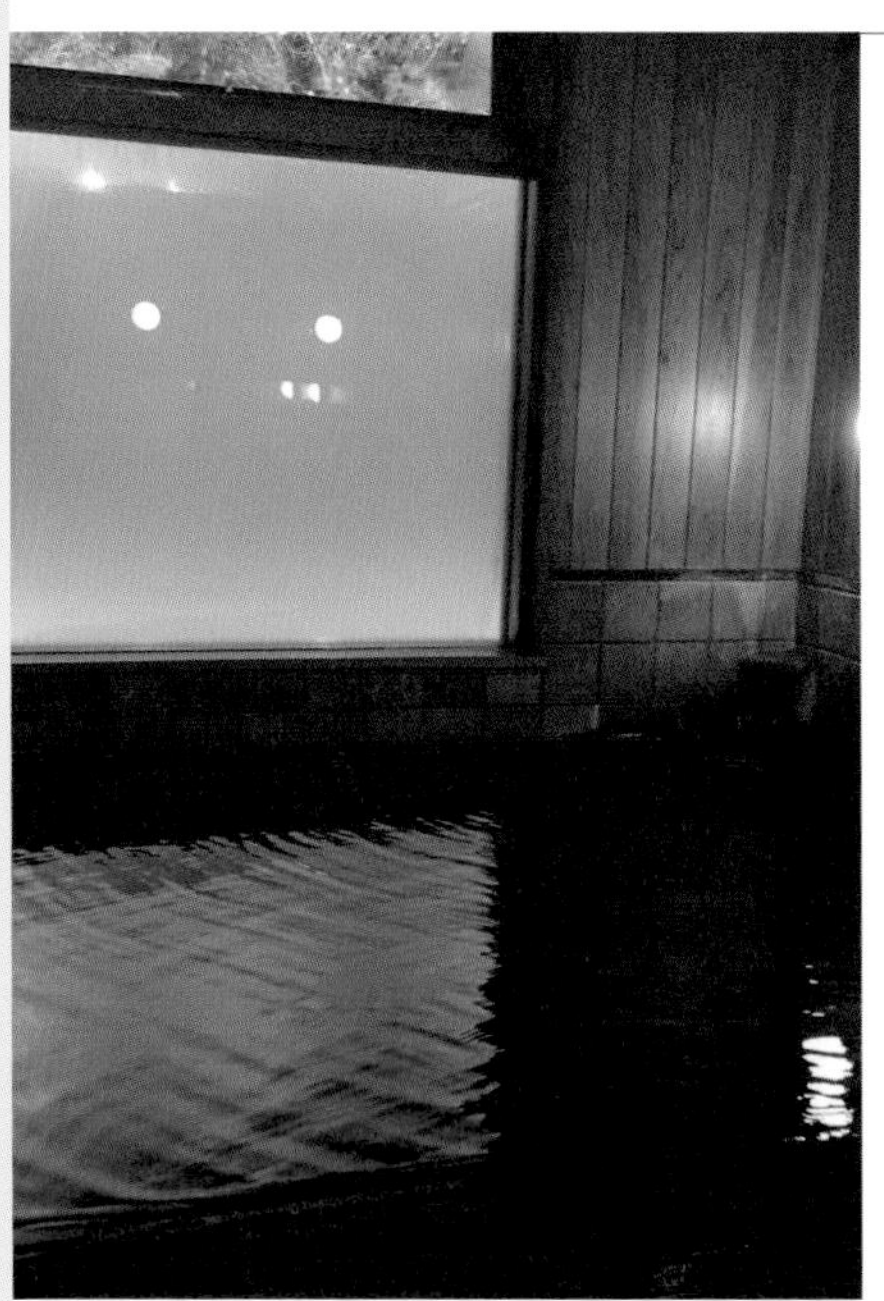

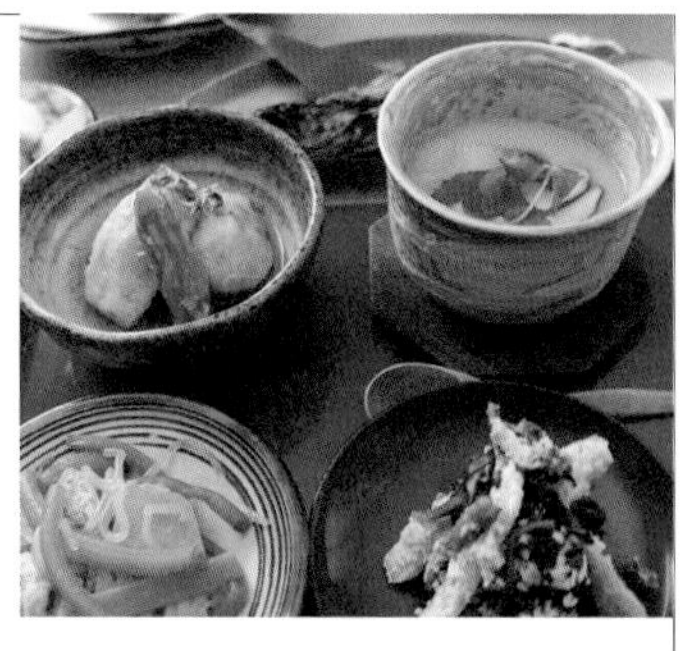

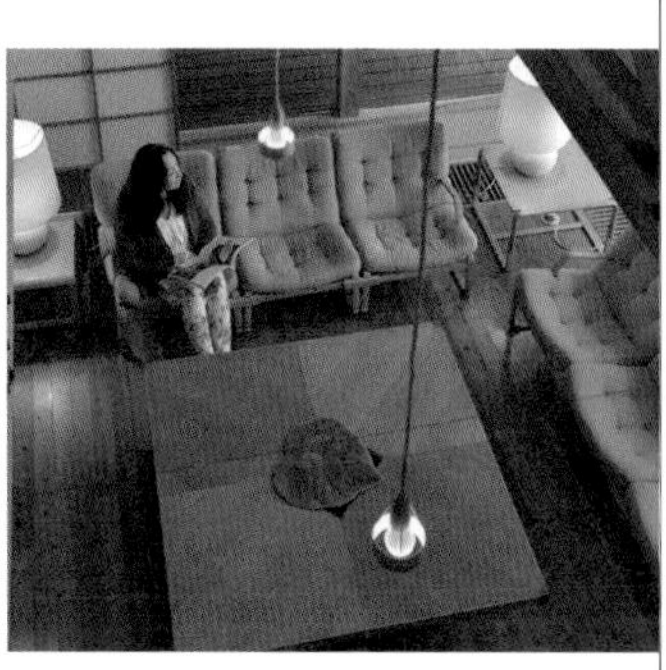

宮城県 川渡温泉

山ふところの宿みやま

単純温泉 pH8.0 弱アルカリ性　https://yado-miyama.com/

茅葺屋根の母屋に暮らす家族が、お米や野菜を育てながら営む小さな温泉宿。金山杉の別館は建築家・本間至氏設計のナチュラルな空間です。敷地には石の梅古墳の杉木立、小道を抜けると里山と畑の風景が広がります。ほうじ茶色の自家源泉は、弱アルカリ性の単純温泉、ややぬるめで、植物由来のモール成分を含み、森のような香りに癒されて、居眠りしそうな心地よさです。自律神経やホルモンバランスを整えて、肌はしっとりつやピカ。自家栽培や近隣の旬なものが並ぶ里山料理はセンス抜群でとにかくおいしい。肌と体をいたわる温泉と料理でぐっすり眠り、翌朝の肌が楽しみになります。

四、冬のビューティアップ温泉

冬はガサガサ肌や粉ふき肌など、乾燥や肌荒れの悩みが増えてきます。万物がエネルギーをためこむ冬の季節は、生きるために必要な力をより多く貯蔵して、体を温め、次の春を迎える準備をします。越冬するためのエネルギーが足りないと、冷えや血行不良から守ることができず、免疫力の低下や肌のバリア機能の衰えを招いてしまいます。

冬に活躍する「腎」は、細胞の新陳代謝に関わっています。また、体内へきれいな水を運び、汚れた水を排出させる全身の水分代謝の調整役でもあります。

冬のビューティ温泉は、与えるだけでなく、スムーズな排出もポイント。温めて、整えて、流すことをイメージして入浴しましょう。熱を逃がしにくく保温する塩化物泉やミネラル豊富な海由来成分の温泉、複合的成分を併せ持つ温泉や、放射能泉やモール泉などホルモンバランスを整える温泉も、生きるエネルギーを培う助けになります。温泉で体の芯までぽかぽかと温まって冬を乗り切りましょう。

【冬に起こりがちな美の大敵】

⑰粉ふき肌（乾燥ガサガサ）

⑱肌の老化が気になる（ハリ・弾力がほしい）

⑲冷え

⑳足がむくむ、下半身が冷える

㉑ホルモンバランスの乱れ（髪の衰え、ゆらぎ、物忘れ）

【冬のお悩み解決温泉】

⑰ 粉ふき肌（乾燥ガサガサ）

▼ビューティアップ→肌のバリア機能を助ける塩化物泉、海洋性ミネラル

冬は空気の乾燥、冷え、静電気などにより、肌の乾燥ダメージがすすみ、粉ふき肌やガサガサ肌で悩む方が増えてきます。保湿クリームのお手入れも大切ですが、肌が自分で守ろうとするバリア機能をサポートして、ガードすることもポイントです。

塩化物泉は塩が肌の上に被膜を作り、薄いベールのように肌をコーティングします。温泉で温まった熱が冷めにくく、肌の水分も逃がしにくくなり、ぽかぽかしっとりが持続します。また、肌細胞の新陳代謝を助け、バリア機能をサポートする「腎」は、海洋性ミネラルを含む鹹味（かんみ）（しょっぱい味）が動力源になりますので、海風を浴びる温泉や、地層にある太古の海水を含む温泉もおすすめです。

⑱ 肌の老化が気になる（ハリ・弾力がほしい）

▼ビューティアップ→肌の弾力を助ける硫酸塩泉＋塩化物泉

戦国武将が傷を癒した温泉にも多くみられる硫酸塩泉は、温泉の水分を肌にせっせと集めて保湿し、肌の弾力や修復力をサポートするアンチエイジングの湯でもあります。

人間は冬眠しませんが、越冬のために体の新陳代謝をスローにして、生きるためのエネルギーを温存しようとします。腎は水分代謝だけでなく、生殖機能もコントロールしていますので、スローになる冬はとくに老化対策（アンチエイジング）を強化しなければ美肌を保つことが難しくなってしまいます。硫酸塩泉で水分を補給し、塩化物泉の塩被膜でコーティングして潤いを逃がさない温泉でスキンケアしましょう。

⑲ 冷え（体の芯まで寒い）

▼ビューティアップ→塩分濃いめのパワフル塩化物泉

冬の寒さに対応できず、体の芯まで冷え切ってしまい、なんだかもう骨まで寒いと感じることがあります。

そうなったら、強力温熱パワーの温泉へでかけましょう。生きている地球の熱を抱き込んで湧出する高温の源泉は、もうもうと湯煙を上げて、まさに地球のエネルギーそのもの。塩分の濃い温泉は、成分が体に浸透しやすく、体へ早く深く温泉パワーを届けます。普段の入浴では届かない骨の髄まで温まる温泉で全身の水を温めて動かしましょう。

⑳ 足がむくむ、下半身が冷える

▼ビューティアップ→血行促進して温める硫黄泉

下半身の冷えやむくみは、冷え対策だけでなく、血のめぐりも整えることがポイントです。冷えるからといって厚着をしすぎて、かえって血流が悪くなり、むくみを誘発してしまうこともあります。こっくりと白濁する硫黄泉は、冬の冷えやむくみを癒すお助け温泉です。含有する硫化水素ガスは毛細血管拡張作用があり、末端まで血流を届けてじんじんと温まり、足腰の冷えやむくみがほっこりと緩和されます。

㉑ホルモンバランスの乱れ（髪の衰え、ゆらぎ、物忘れ）

▼ビューティアップ→肌に活力を与える放射能泉、モール泉

ホルモンバランスの乱れは、女性だけでなく男性にも起こる悩みです。肌のツヤや、目の輝き、やる気などの活力にも影響します。とくに冬に活躍する「腎」は、髪にも影響しますので、髪がパサパサになったり、急に白髪が気になったりするのも注意信号です。細胞に元気をチャージして新陳代謝を活発にし、免疫力やホルモンバランスの調整をサポートする放射能泉や、植物由来のモール成分を含む温泉で、心身のバランスを整えて肌や髪の輝きを取り戻しましょう。

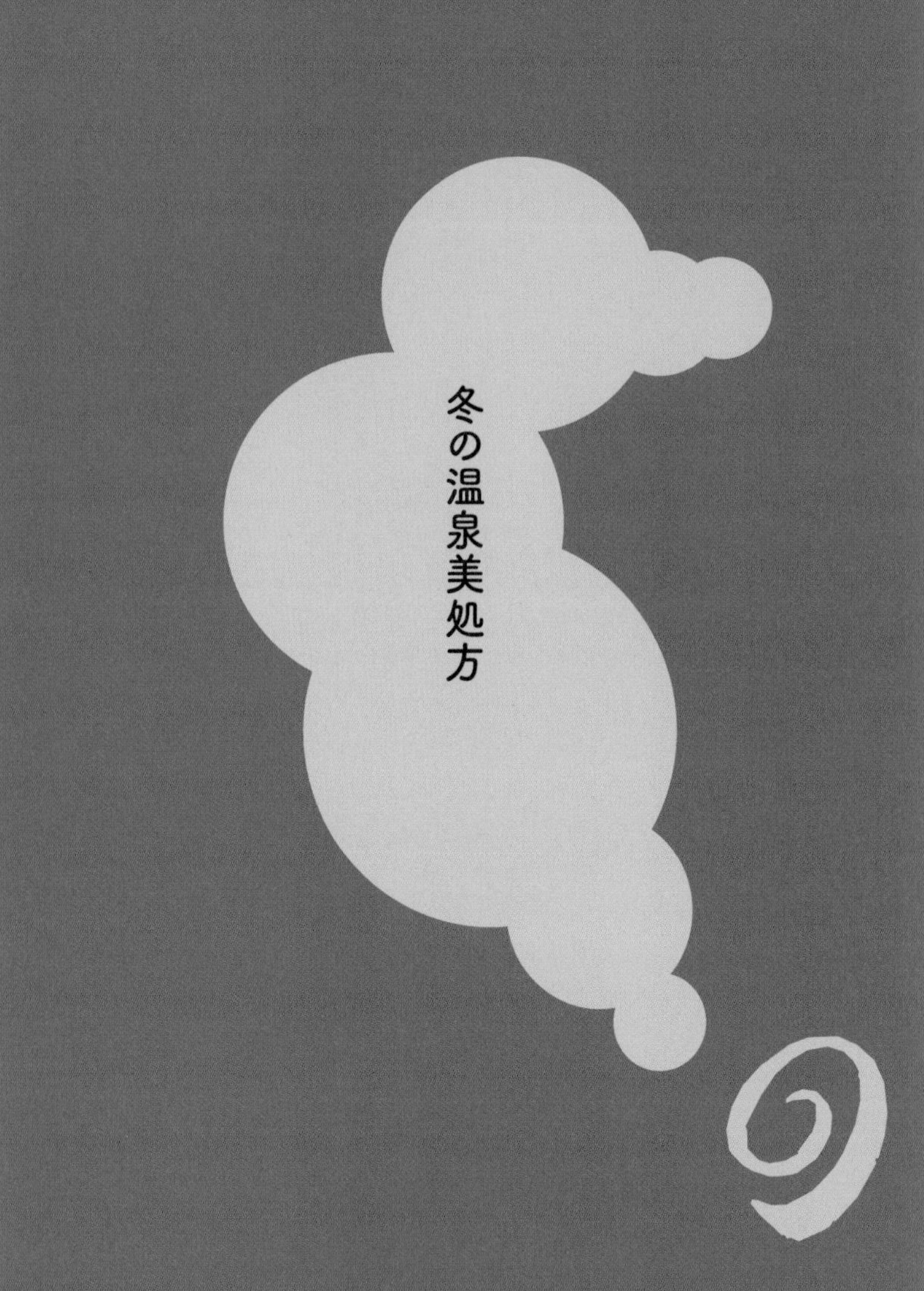

冬の温泉美処方

季節ごとの温泉美処方でおすすめする温泉はほんの一例です。同タイプの泉質に近い温泉を探してみたり、行きつけの温泉がどんなビューティに役立つのか、知るヒントに活用していただければうれしいです。

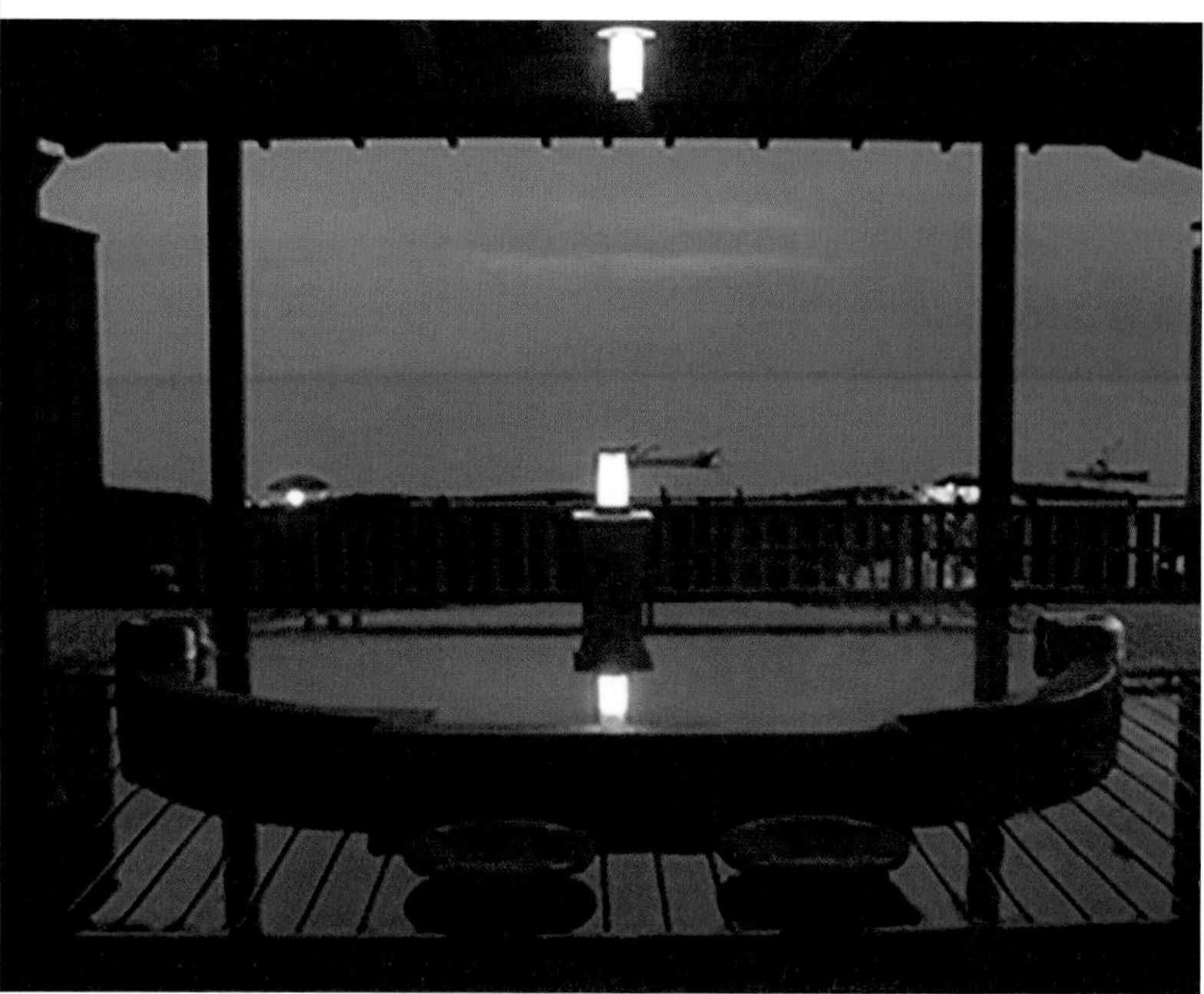

静岡県 北川温泉

伊豆北川温泉 望水

ナトリウム・カルシウムー塩化物泉 pH7.85 弱アルカリ性　https://www.bousui.com/

深いブルーの海にぼんやりと横たわる伊豆大島。潮風にのって海鳥の声がきこえてきます。貸切温泉「プライベートガゼボ・ときの凪」は、広い露天風呂だけでなく寛げるリビングまであり宿泊者は一組一回五十分無料。夕暮れの海、海に昇る月を眺める夜、太陽がキラキラと波間を照らす朝、どの時間の風景を温泉から眺めようかと考えるのも幸せです。ゆったりした大浴場もあり塩化物泉でぽかぽかと温まります。肌はしっとり潤いが持続、塩やヨードなどリラックスに欠かせない海洋性ミネラルを含んだ外気を浴びて新陳代謝をサポートし、肌も心もイキイキとよみがえります。伊豆の海の恵みを磯料理風の石焼きで味わうなど気分も上がる美しい料理も楽しみです。

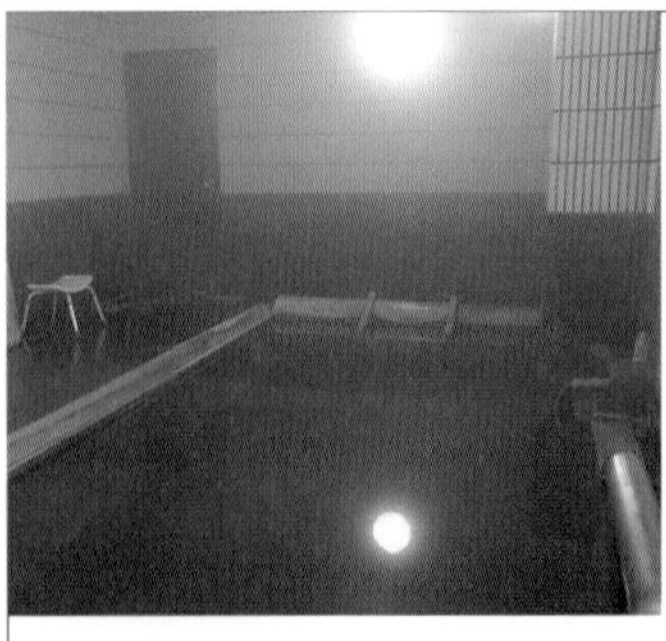

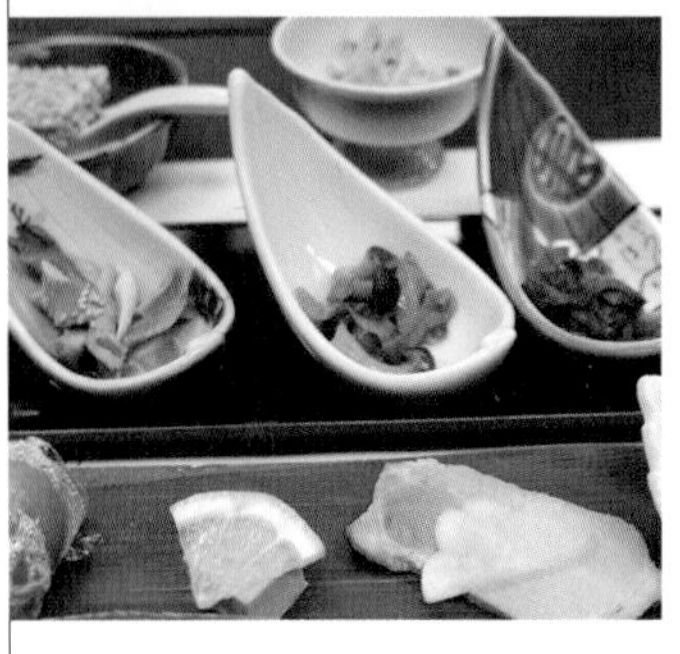

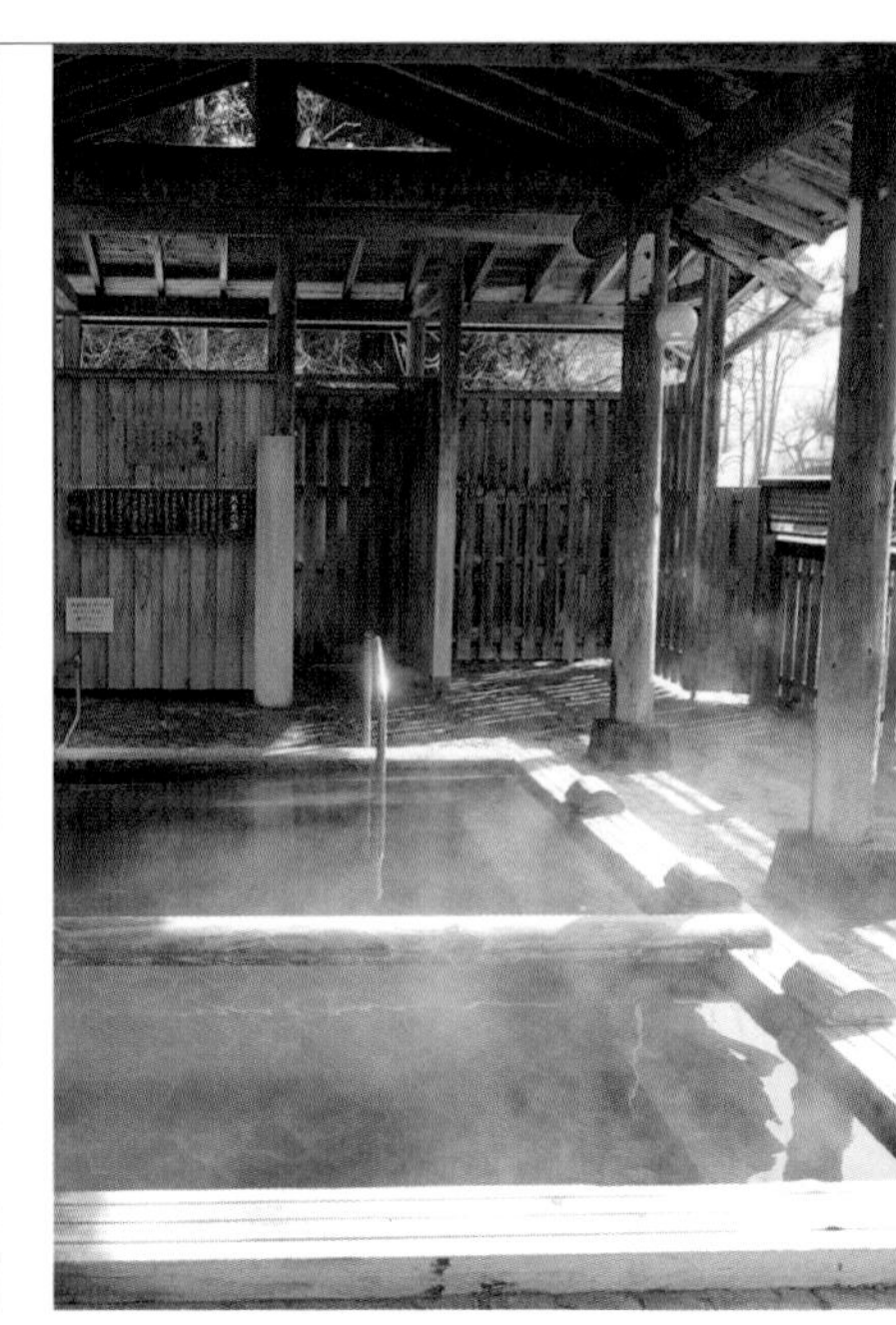

新潟県　松之山温泉

ひなの宿ちとせ

ナトリウム・カルシウム－塩化物泉 pH. 7.8 弱アルカリ性　https://chitose.tv/

松之山温泉は豪雪地域にあり、あったかい温泉は雪の中にぽっかりと表れるオアシスのようです。日本三大薬湯のひとつである温泉は、一二〇〇万年以上前に地殻隆起によって閉じ込められた太古の海が化石海水となり、マグマで温められて噴出した高温の温泉で、焦げたような芳ばしい香り。塩の濃い高張性(成分総計一キロあたり一六二五六グラム)でずっしり重量感のある湯、ぐっと体の芯まで温まりが入り込んでくる感じがします。塩が被膜をつくって保温・保湿し、温泉に含まれる海由来の成分も働いて、肌の新陳代謝をサポート。棚田米をもみ殻で炊き上げる「ぬか釜」のごはんや温泉熱で妻有ポークを調理する「湯治豚」、郷土料理も美肌復活を後押しします。

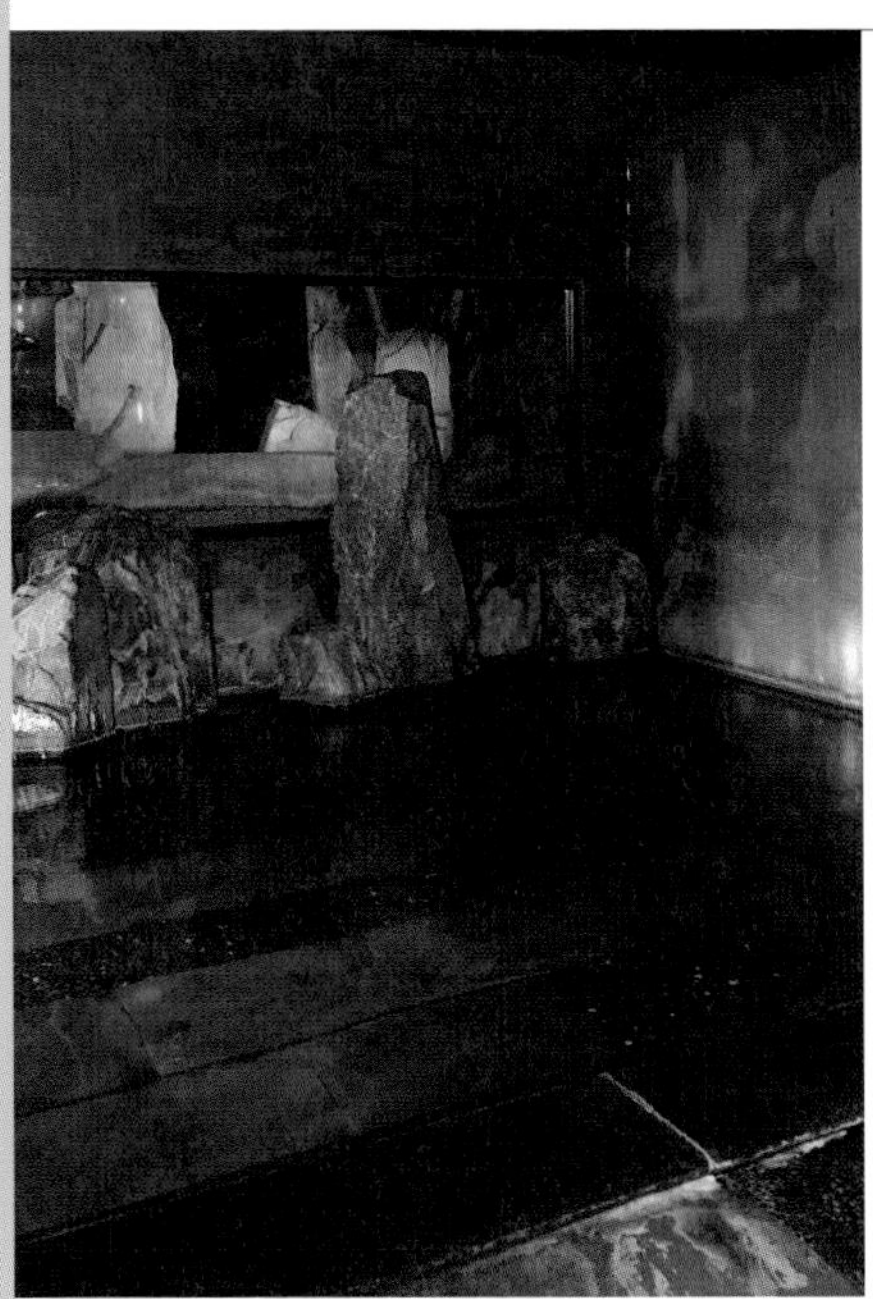

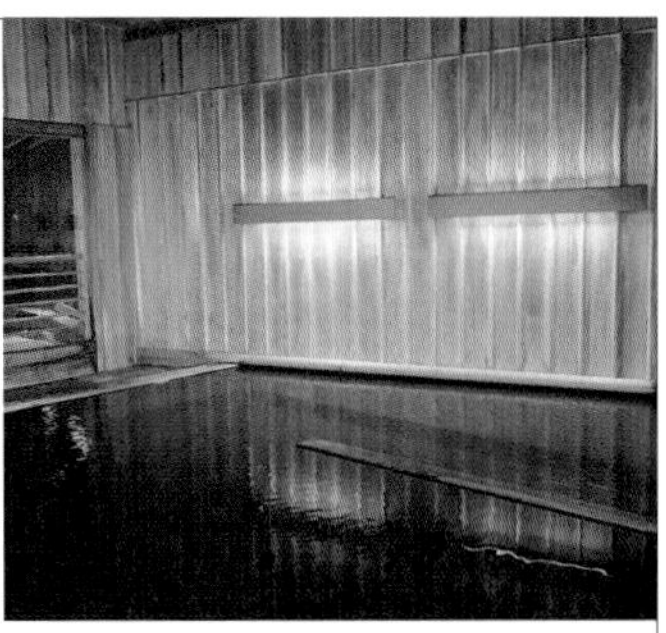

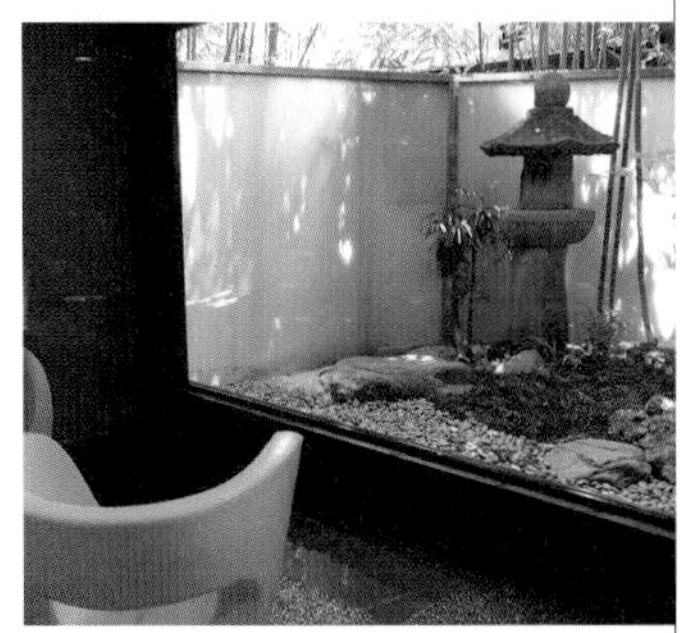

石川県 山代温泉
あらや滔々庵

ナトリウム・カルシウム－硫酸塩・塩化物泉 pH7.8 弱アルカリ性 https://www.araya-totoan.com/

山代温泉の湯元源泉を代々守る「あらや滔々庵」は「美の源泉は自然であり、美味の源泉もまた自然にある」という魯山人の言葉を表すような湯宿。一日約十万リットルもの湯量で鮮度のいい源泉をかけ流しで楽しめます。特別浴室「烏湯」は、暗めの照明でぬるめの湯に浸る癒しの空間、たちこめる温泉の湯気でひたひたと肌が潤います。坪庭を眺める「ととのい椅子」で休んだり温泉でぼーっとしたり、日常を忘れて過ごす時間が美肌を育てます。ナトリウム・カルシウム─硫酸塩泉は、お疲れ肌を鎮静し肌のハリを回復する力を与え、塩化物泉は潤いを逃がさず肌へとどめてくれます。九谷焼など地元作家の器に盛られた加賀の幸の美しい味わいに肌も心もうっとり。

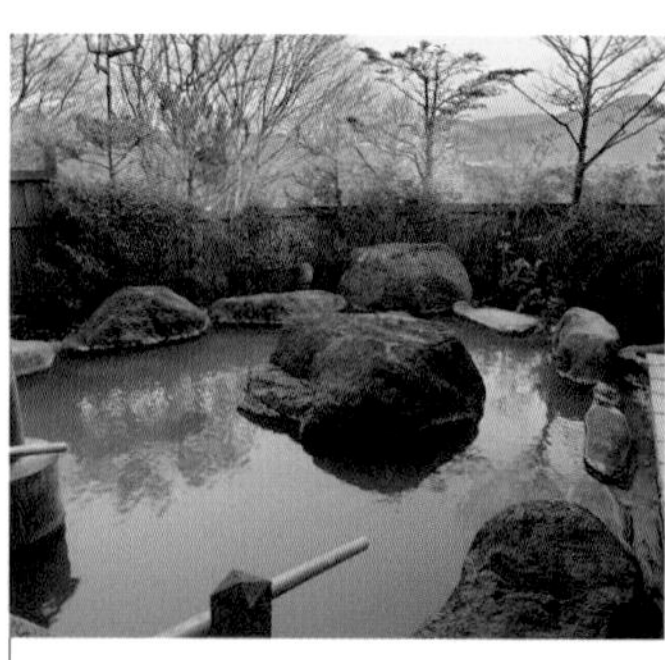

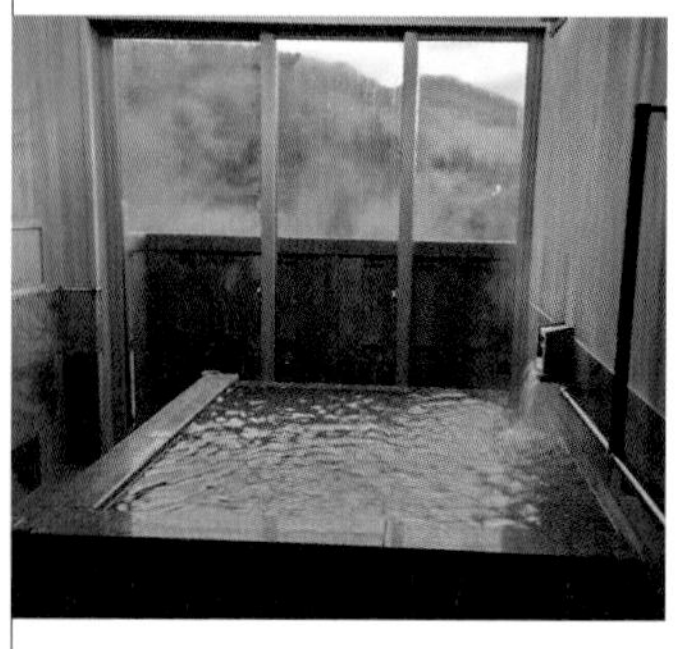

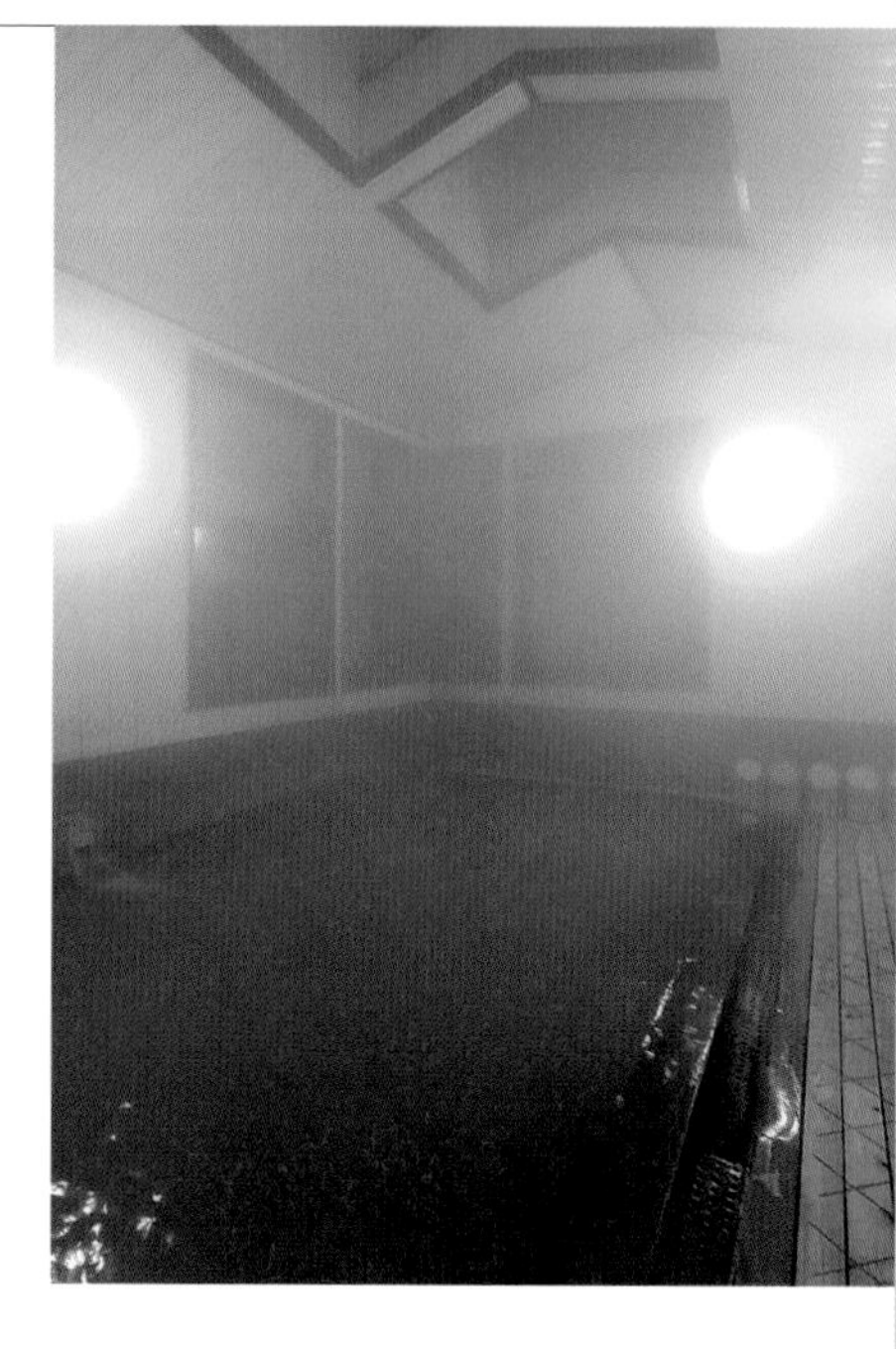

群馬県　伊香保温泉

千明仁泉亭

カルシウム・ナトリウムー硫酸塩・炭酸水素塩・塩化物泉 pH 6.4 中性　http://www.jinsentei.com/

万葉集にもうたわれた歴史ある伊香保温泉。この宿は源泉保有量御三家のひとつで、全館で源泉かけ流しの「黄金の湯」をたっぷりと満喫できます。大浴場「仁乃湯」は深さ一メートルの深さがある立湯です。寒さでかたまりがちな体をゆっくり動かして浮遊感を楽しみ心身を緩めましょう。黄金色の湯は鉄分も含有し体をしっかり温めて冷えから守ります。さらに肌に水分を運んで修復力を高める硫酸塩泉、古い角質を落としてなめらかに整える炭酸水素塩泉、肌の潤いをキープする塩化物泉と塩類三兄弟がマルチに働きアンチエイジングをサポートします。石段温泉街を散歩して源泉近くの飲泉所へ。飲むことで鉄分補給になり血の道を助けます。

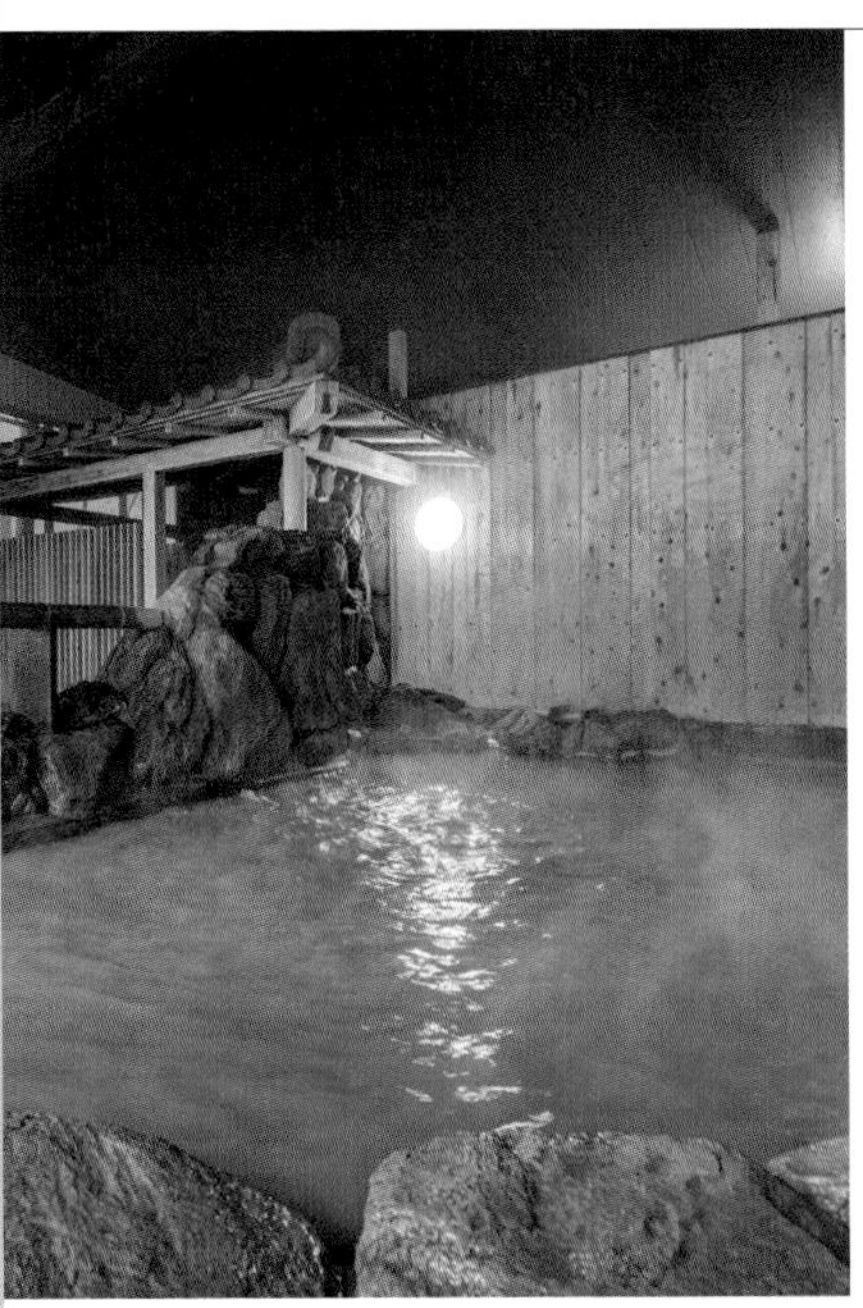

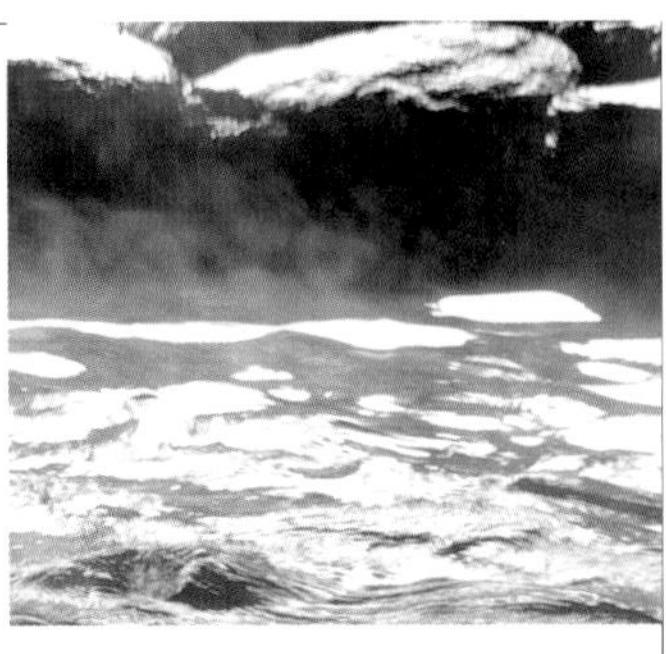

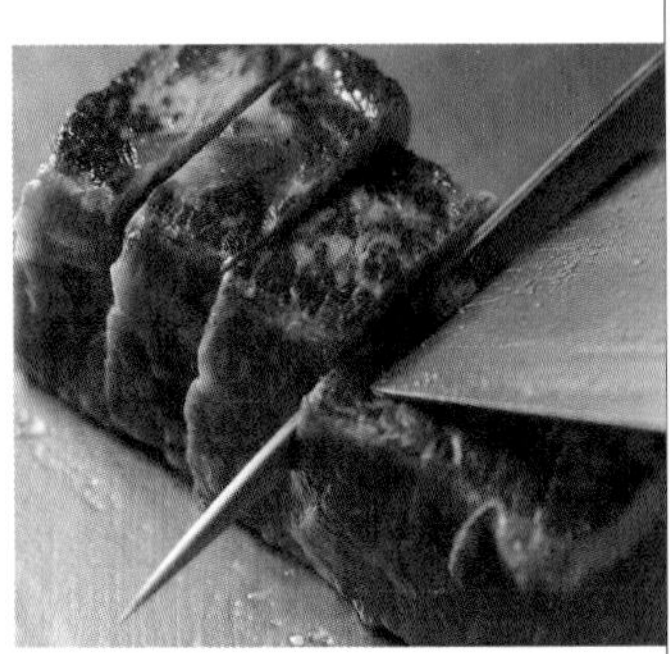

兵庫県 有馬温泉

陶泉 御所坊

含鉄－ナトリウム－塩化物強塩泉 pH 6.31 中性　https://goshoboh.com/

日本書紀に神様が発見したと書かれている日本最古の湯・有馬温泉は「有馬型」と呼ばれる特別な成り立ちの温泉で、地球の内部と直結した熱水が噴き出しています。塩や鉄、二酸化炭素ガスが多く海水の二倍以上の濃さがある高張性温泉で成分がぐんぐん体に浸透します。御所坊の大浴場「金郷泉」は、赤褐色のにごり湯、洞窟のような通路から徐々に温泉が深くなり温泉に浸かりながら半露天風呂へと進みます。肌あたりはやわらかく感じますが、じんじんと温泉パワーが染み渡り、全身の血がかけめぐって、骨の髄までとことん温まりが届きます。黒毛和牛の最高峰・但馬牛を特別な餌でゆっくり育てた「但馬玄（たじまぐろ）」のステーキで肌が喜ぶ栄養もチャージ。

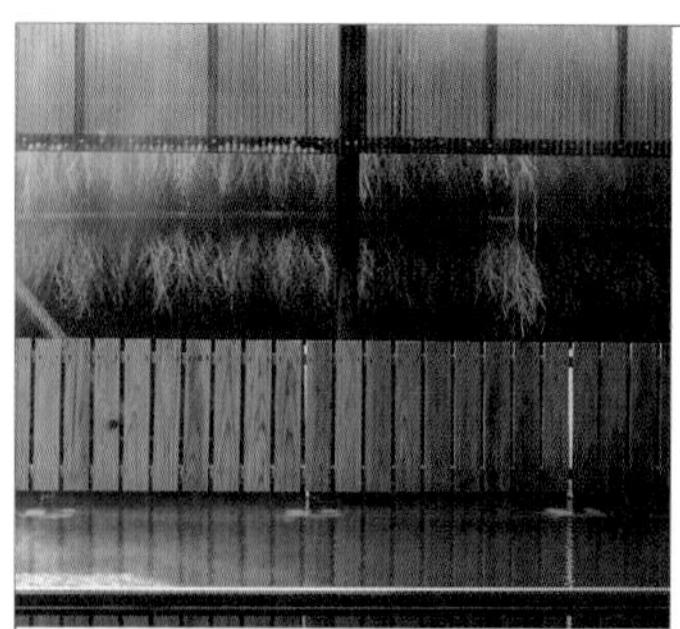

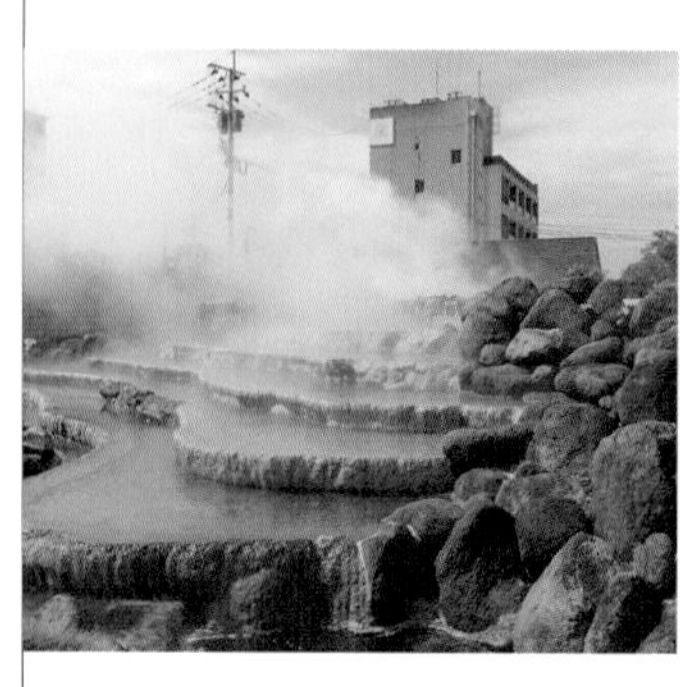

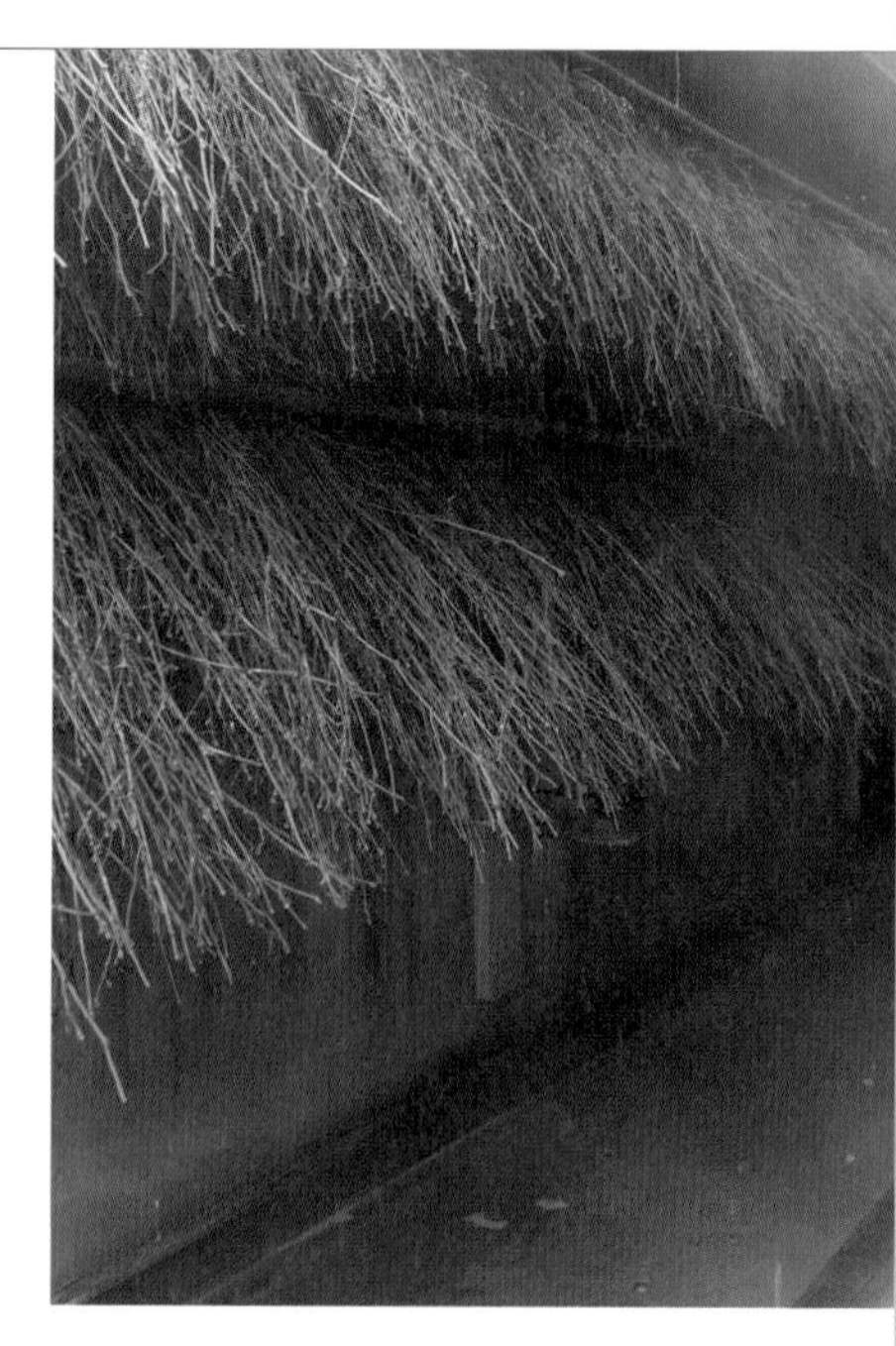

長崎県　小浜温泉

伊勢屋

ナトリウム―塩化物泉 pH. 7.6 弱アルカリ性　https://www.iseyaryokan.co.jp/

熱い源泉がモンスターのように湯煙をあげる光景は小浜温泉の名物で、熱量・温度ともに全国一位です。伊勢屋の大浴場では竹ぼうきの先を壁一面に配した独自の源泉放熱装置で、一〇〇度を超える源泉の温度を下げて加水せずにかけ流しています。圧巻の光景を眺めながら入る温泉は、熱いけどやわらかく包まれるような感触の湯は不思議な癒し感があります。小浜温泉の塩化物泉の濃度は、人間の体液とほぼ同じ浸透圧である「等張性」のアイソトニック温泉で、まるで補水液のように肌や体の水分をとどめながら、保温・保湿して、ぽかぽかしっとりが長く続きます。塩湯の温泉でつくる温泉たまごをいただいて肌もぷるぷるに。

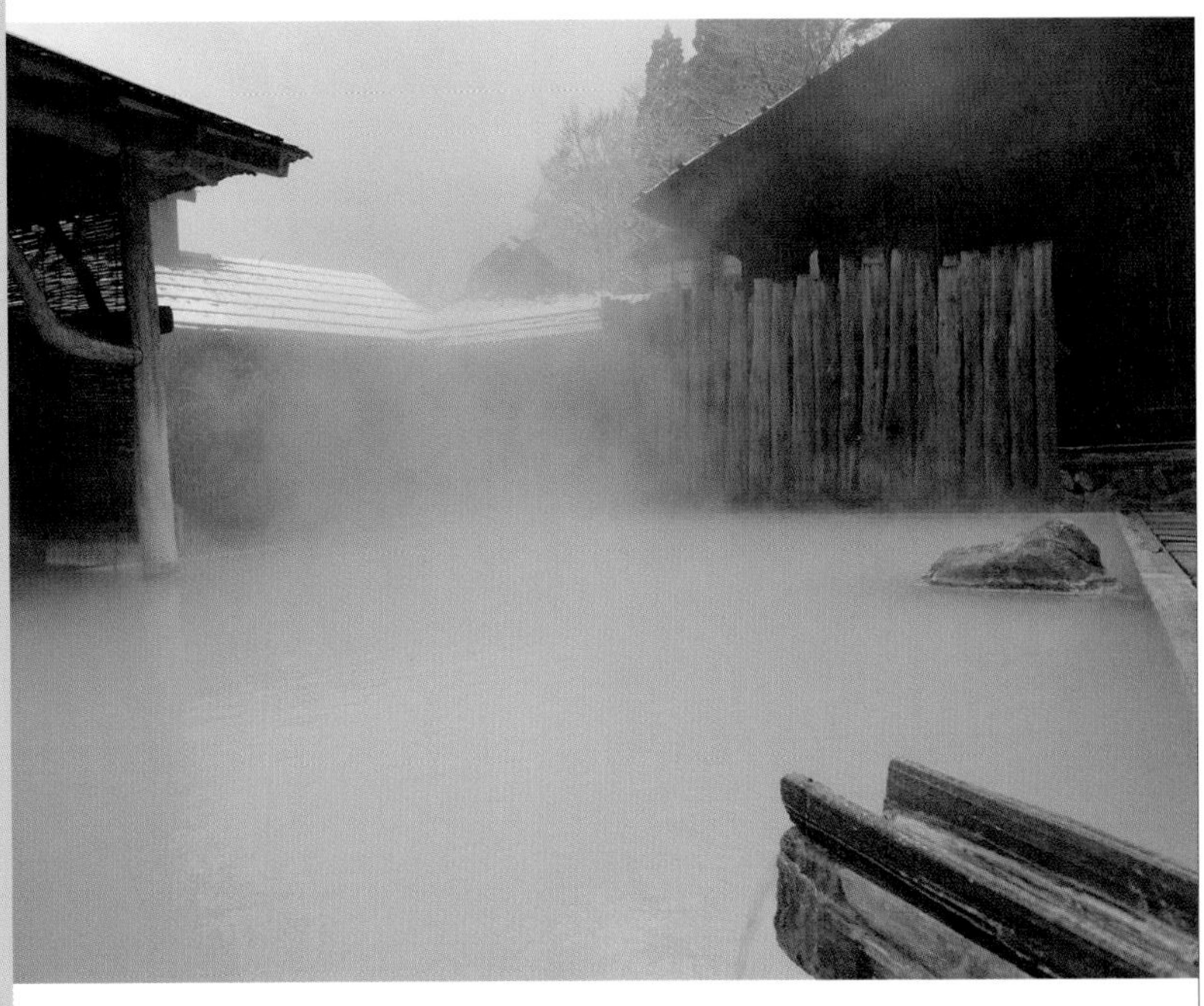

秋田県 乳頭温泉郷

鶴の湯温泉

含硫黄－ナトリウム・カルシウム－塩化物・炭酸水素塩泉など４本 pH6.6～7.4 中性　http://www.tsurunoyu.com/

源泉が足元からぷくぷくと湧く露天風呂で、青白いにごり湯に浸りながら降り落ちては湯の中へ消えていく雪の粒を眺める……。鶴の湯温泉は憧れの冬温泉のひとつです。四本の源泉はすべて硫黄泉ですが感触や香りが微妙に異なり、露天風呂や内湯をめぐって楽しめます。標高六〇〇メートルで程よく代謝が上がり、硫黄泉で血行促進、塩化物泉で温まりを持続させて、炭酸水素塩泉で肌もなめらかに整う、マルチビタミン型の温泉です。手足の先まで血のめぐりがよくなり、顔も体もすっきりして、ぐっすり眠れます。自家製味噌でつくる山の芋鍋は地元神代産の山の芋をすりおろし、肌のコラーゲンを助けるねばねば成分たっぷり。翌朝のつや肌が楽しみになります。

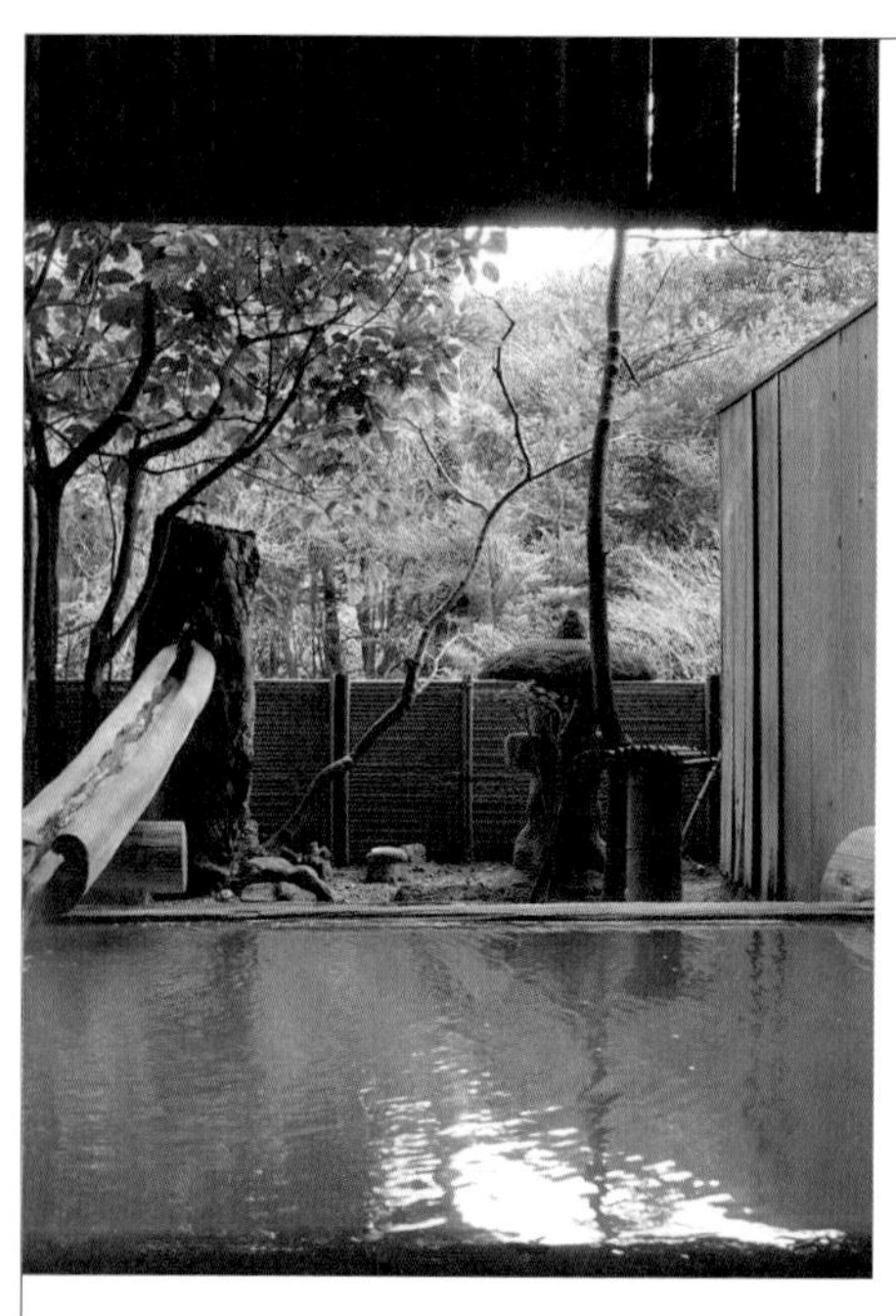

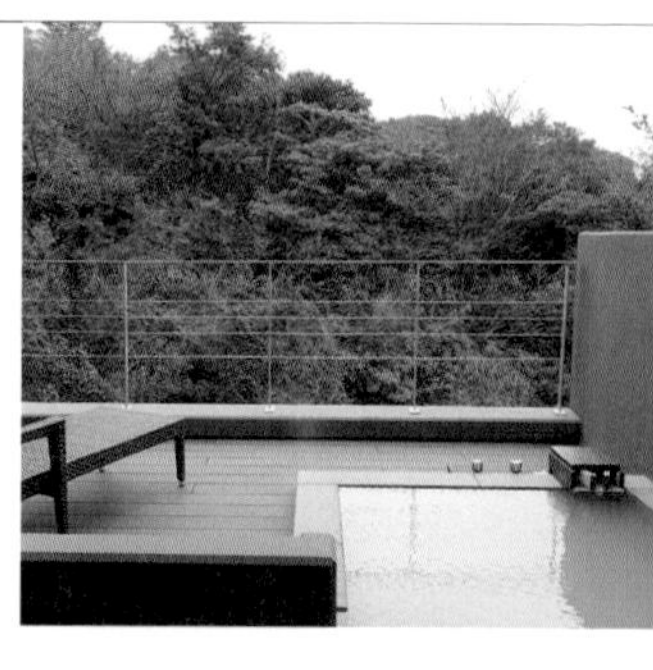

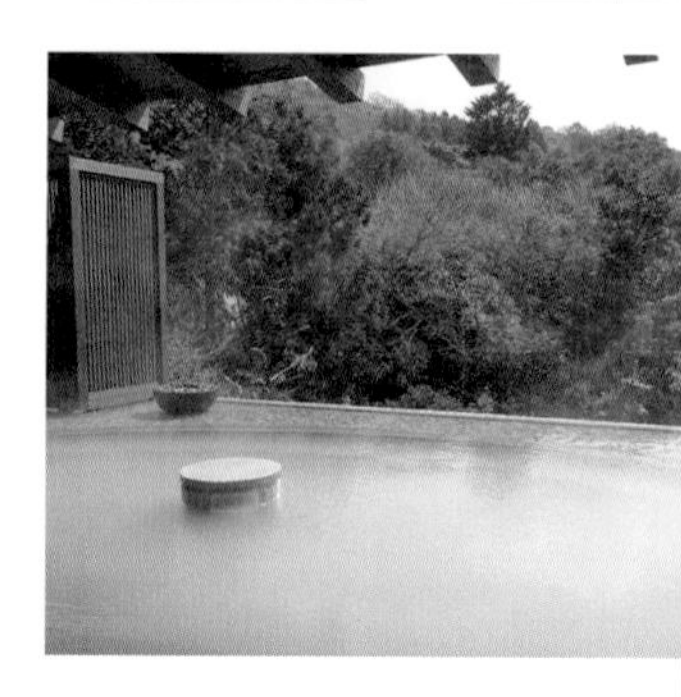

長崎県　雲仙温泉

雲仙福田屋／山照 別邸

単純酸性硫黄鉄（II）温泉 pH. 2.13 酸性　https://www.fukudaya.co.jp/

雲仙温泉は標高七〇〇メートルにあり、岩の割れ目から温泉蒸気がもうもうと上がる雲仙地獄に隣接して宿が点在しています。福田屋の温泉はミルキーグリーンのにごり湯で、単純酸性硫黄鉄泉、殺菌・活性の酸性泉、血行促進して代謝アップの硫黄泉、温めて肌を元気にする含鉄泉と特殊成分がトリプルで働くパワー美容系温泉です。ぬるめと熱めの温泉が楽しめる内湯や露天風呂、別館最上階にあるパノラマ露天「薫風の湯」など温泉三昧するうちに末端までぽかぽかに温まります。島原半島の海の幸とともに、無農薬栽培する伝統の種採り野菜のエネルギーあふれる味わいも美肌の味方。鉄板焼きや天ぷらなど目の前で調理する肌と体への美食も味わえます。

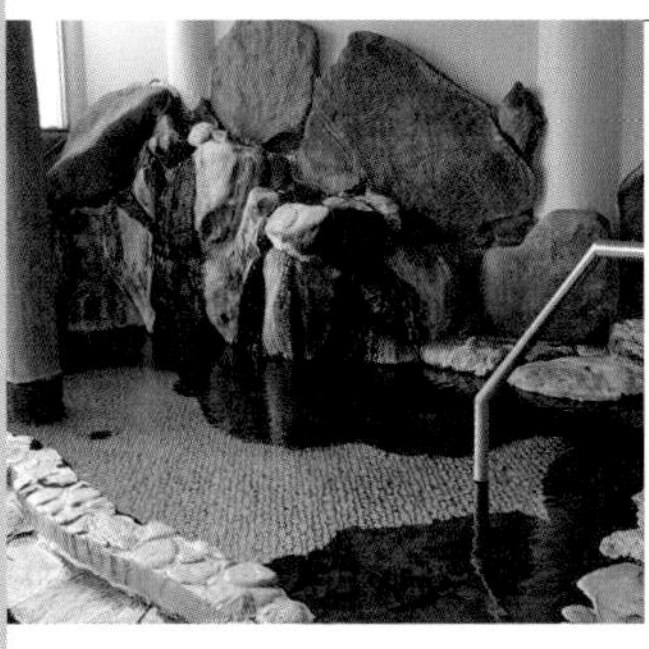

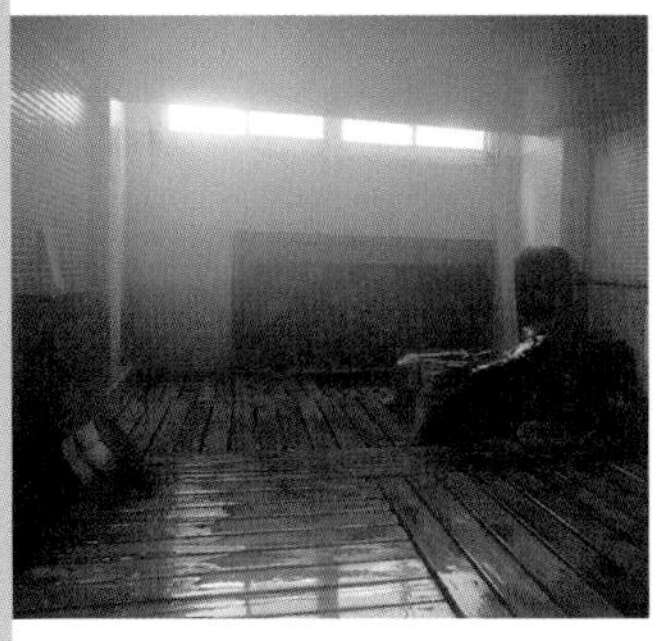

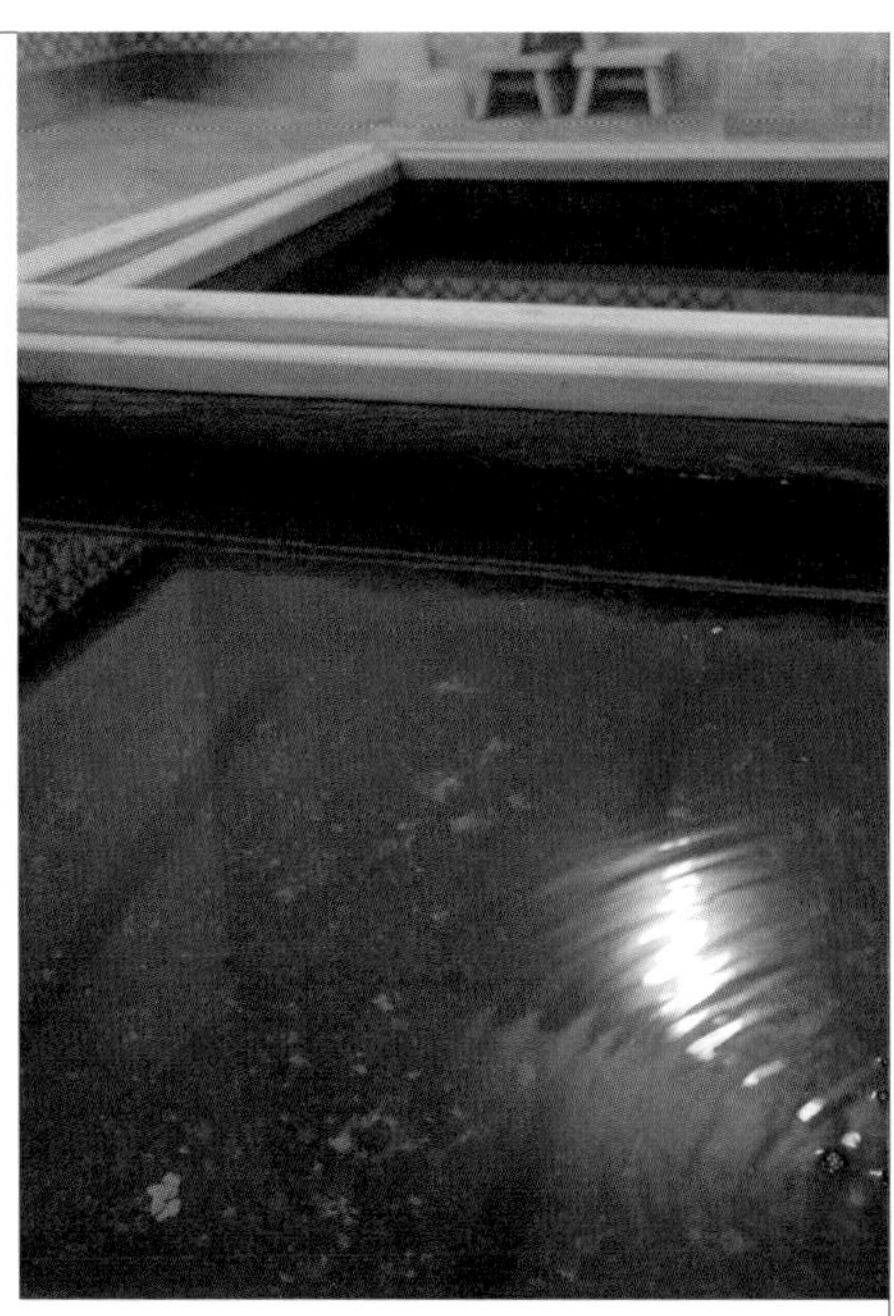

鳥取県 三朝温泉

木屋旅館

含弱放射能－ナトリウム－塩化物泉 pH7.3 中性 https://www.misasa.co.jp/

三朝温泉は高温でラドン含有量が多いことで知られていますが、ラドンはすぐに気化してしまうので湧出したての温泉に入れるのが理想。木屋旅館の貸切風呂「楽泉の湯」は、地下二メートルから自噴する源泉がぶくぶくと湧出しています。熱くてパンチのある温泉に、たっぷりかけ湯をして入ってみると、全身にしみわたり、ぐるぐるとめぐりがよくなり、悪いものが蒸発していくような感覚で、まさに「ととのい」の境地。湯気をためて温泉ミストサウナ状にした穴ぐらの湯や、温泉の地熱を利用したオンドルや飲泉もあり、入る・吸う・飲むを駆使して体や肌を整えてくれます。含弱放射能―塩化物泉で、自律神経を整え、肌細胞に活力を与えてくれます。

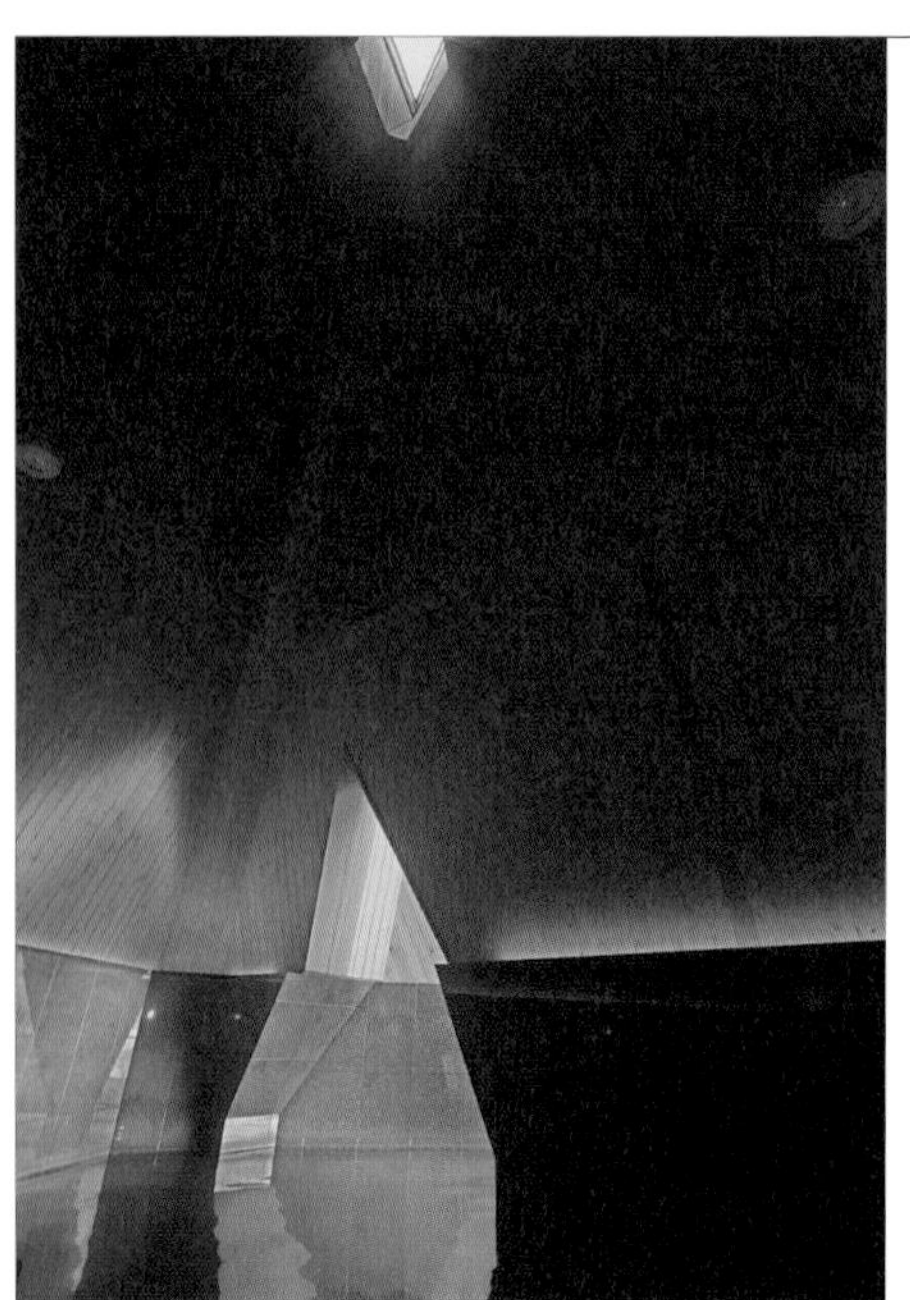

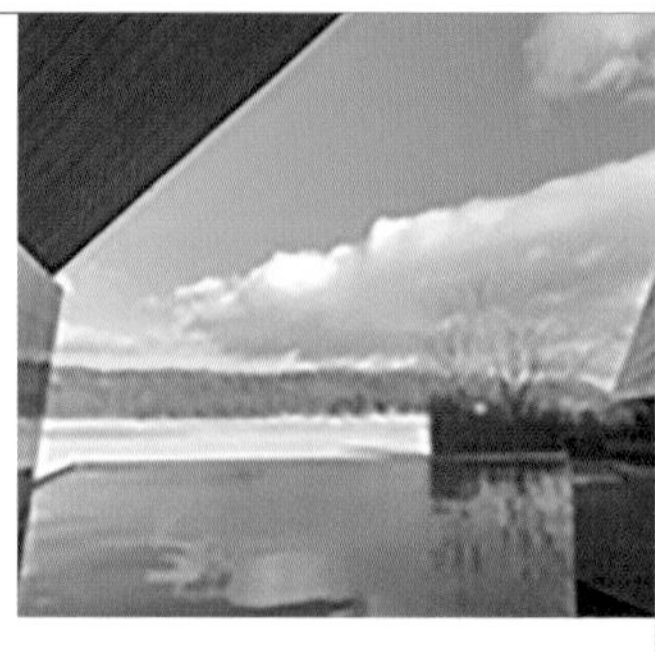

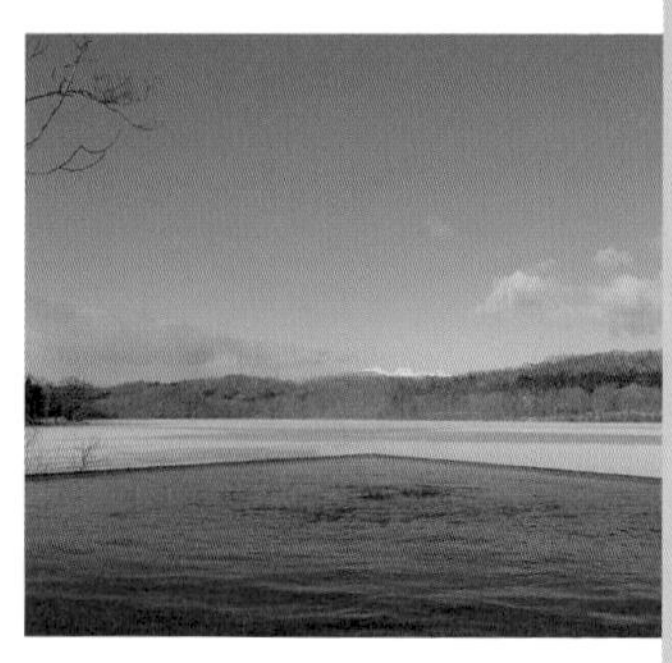

北海道 白老温泉

界 ポロト

単純温泉 pH 7.97 弱アルカリ性　https://hoshinoresorts.com/ja/hotels/kaiporoto/

白老温泉の特徴である「モール泉」は泉質名ではないのですが、植物由来の有機物を含有し、ホルモンバランスを整えるフルボ酸や、肌に栄養を与えるフミン酸が含まれていると注目されています。深みのある褐色の湯は森のような香りがして、つるつるの感触が心地よく、しっとりつや肌に仕上がります。弱アルカリ性単純温泉で、自律神経を整えて睡眠の質向上をもたらす癒しの湯です。大浴場は、アイヌ文化の建築特徴である「ケトゥンニ」をイメージしたとんがり屋根にぽっかりと開いた天窓から光が差し込む美空間。その先は湖へと解放される露天風呂へつながっています。冬は凍結したポロト湖の幻想的な風景にも心癒されます。

五、季節の変わり目のビューティアップ温泉

春夏秋冬の季節が変わる最初の十八日間は、気温や湿度の変化に心身を調整するのが難しい時期です。なんとか肌や体を維持しようと、栄養が気・血・水を送り出す「脾」が活躍しなければならないのですが、食べすぎたり、偏ったものばかり食べてしまったりすると、肌トラブルや吹き出物を引き起こしたり、逆に食欲不振で栄養不足になると、肌の衰えや乾燥を招いてしまうのです。

とくに日本の気候では、春から夏の間の湿度が急に高くなる梅雨の時期、夏から秋の間にある残暑（長夏）の時期は、「脾」の働きが弱くなり、内臓や脂肪を正しい位置に持ち上げる力が衰えて、顔のたるみ、おなか周りがぽっこりといった美の注意信号が起こりやすくなります。

季節の変わり目に行きたい温泉は、リセットして持ち上げる温泉です。肌や体のモヤモヤをリセットするアルカリ性の温泉や炭酸水素塩泉、気分も肌も体もアゲアゲにする、アンチエイジングパワーの硫酸塩泉や温め美容の塩化物泉、リフレッシュしてスッキリした朝を迎える単純温泉も心身の流れを変えるお助け温泉です。

【季節の変わり目に起こりがちな美の大敵】

㉒小じわ、ほうれい線が気になる

㉓肌のたるみ、キメ

㉔肌の不調・トラブル

㉕むくむ、おなかぽっこり

㉖やる気がわかないお疲れ肌

㉒小じわ、ほうれい線が気になる

▼ビューティアップ→殺菌＋保湿＋温め美容の塩化物泉

小じわ、ほうれい線が目立ってきたと感じるのは、水分不足や血行不良で、肌が飢餓状態に陥って弱っているからかもしれません。化粧品をあれこれ使っても、肌にとどまることができず必要なところへ届かないのです。顔にそっと手のひらを当ててみると、肌表面が冷えていると感じる方もいらっしゃるでしょう。

そんなときは、温め美容の塩化物泉です。塩の成分が肌の上をベールのように覆って、温泉で温まった熱や潤いを逃がさずキープ。首まですっぽりと湯船に浸り、温泉の蒸気を顔まで届けましょう。源泉を桶にくんでタオルを絞り、顔に当てて温泉蒸しパックをしたり、温泉蒸気を利用した蒸し湯に入浴するのもおすすめです。

㉓肌のたるみ、キメ

▼ビューティアップ→アンチエイジングパワーの硫酸塩泉

季節の変わり目は気温や湿度の変動が激しく、美肌を育てる土壌に必要な栄養をキープするのが大変です。土壌を生み出す力が弱まってしまうと、肌や筋肉を引力に逆らって持ち上げようとする力も弱くなり、ほほの肉が下がってきたり、毛穴が広がるといった悩みにつながります。温泉の水分を成分とともに肌へと運び、肌の弾力や修復パワーを高めてくれるナトリウム・カルシウム―硫酸塩泉で持ち上げる力を培いましょう。

㉔肌の不調、トラブル、

▼ビューティアップ→すっきり肌掃除する炭酸水素塩泉やアルカリ性の温泉

肌の不調やトラブルの原因のひとつは、肌がもつ自浄作用（クリーンアップ力）が弱まっていることです。いらないものが肌に残っていると、いくら栄養や水分を補給しようとしても届きません。

もたれてしまった肌を解消するには、アルカリ性の温泉や、ナトリウム―炭酸水素塩泉がおすすめです。やさしいせっけんのように、肌表面の汚れや不要な角質を落としてすっきりすっぴん肌をもたらします。

頭皮のにおいが気になる方は、新鮮な温泉を桶にくんで頭皮マッサージをしながら湯をかけて毛穴の汚れをすっきりさせると髪もつやつやになります。

㉕むくむ、おなかぽっこり

▼ビューティアップ→炭酸水素塩泉の浄化作用＋炭酸ガスのめぐりパワー

季節の変わり目に活躍する「脾」は、飲食物から栄養と一緒に水分も吸収し、肺へと持ち上げて全身へ水分を運びます。この作用が弱くなると、水分が処理しきれなくなり、体にたまってむくみの原因になります。同時におなか周りの脂肪を持ち上げる力も弱くなって、体重は変わらないのに、おなかぽっこりが気になってしまいます。

お助け温泉は、放出して浄化する作用の炭酸水素塩泉や、血をめぐらせて水分も動かす炭酸ガスを含有する温泉も代謝を後押しします。

㉖やる気がわかないお疲れ肌

▼ビューティアップ→リフレッシュの単純温泉

なんだか体が重い、頭も働かない、やる気がでない……。季節の変わり目に起こりがちな不調は、近年では「気象病」とも呼ばれ、低気圧の通過などで自律神経が不安定になることで起こることがわかってきました。

温泉に入ると心身がゆるみ、自律神経が調律されて体の中のさまざまな機能がちょうどよく動けるように整ってきます。とくに鮮度の高い単純温泉は、整え力を発揮します。内臓を温め、自律神経のバランスを整え、心身が心地よく整って、睡眠の質も向上して、ぐっすり眠り、つやピカの美肌へ導きます。

季節の変わり目温泉美処方

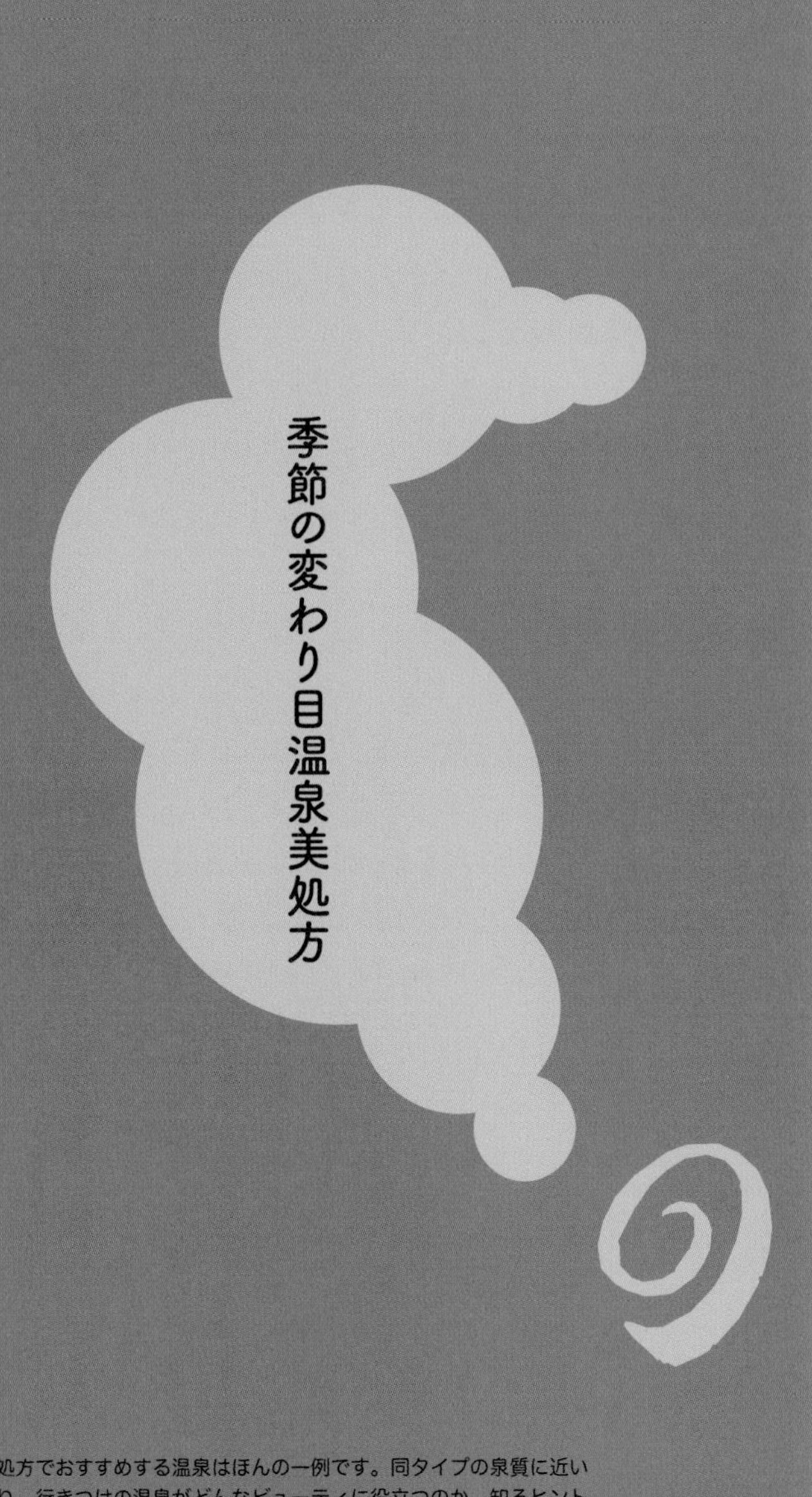

季節ごとの温泉美処方でおすすめする温泉はほんの一例です。同タイプの泉質に近い温泉を探してみたり、行きつけの温泉がどんなビューティに役立つのか、知るヒントに活用していただければうれしいです。

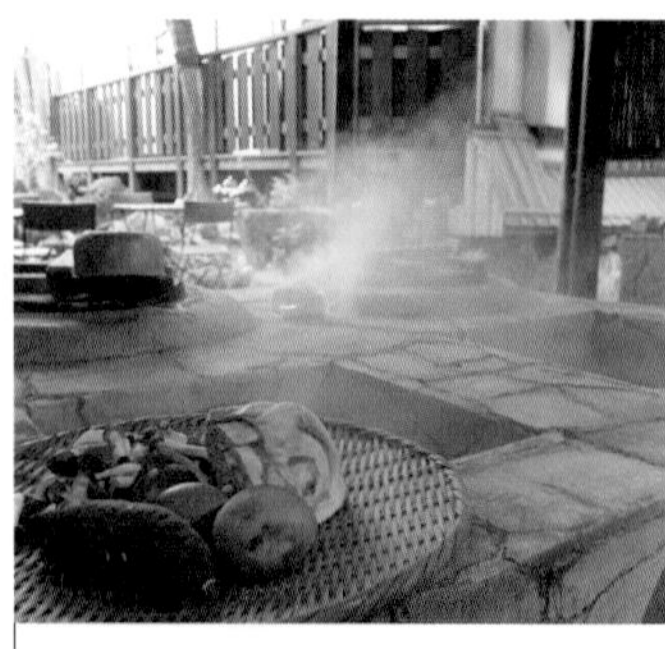

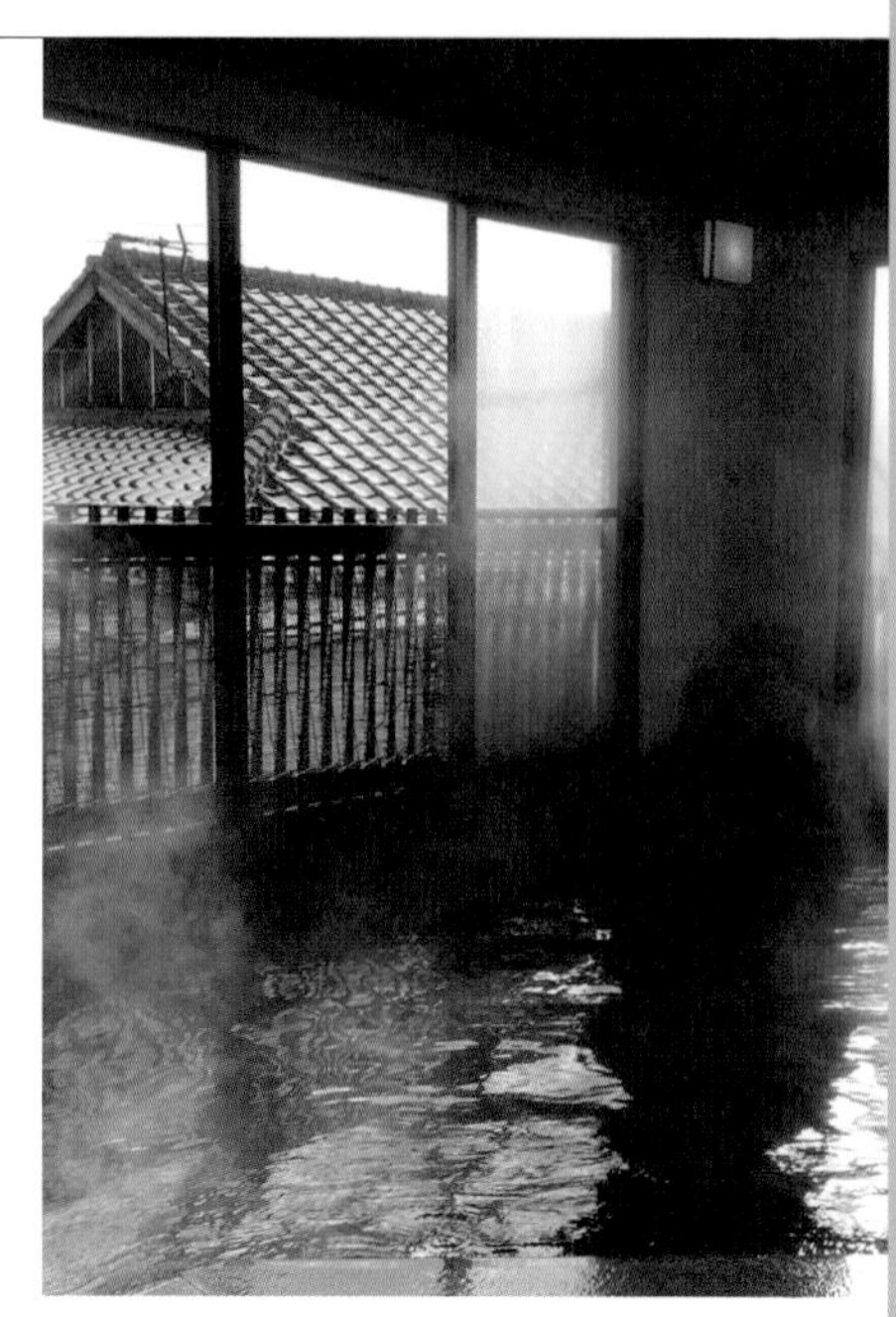

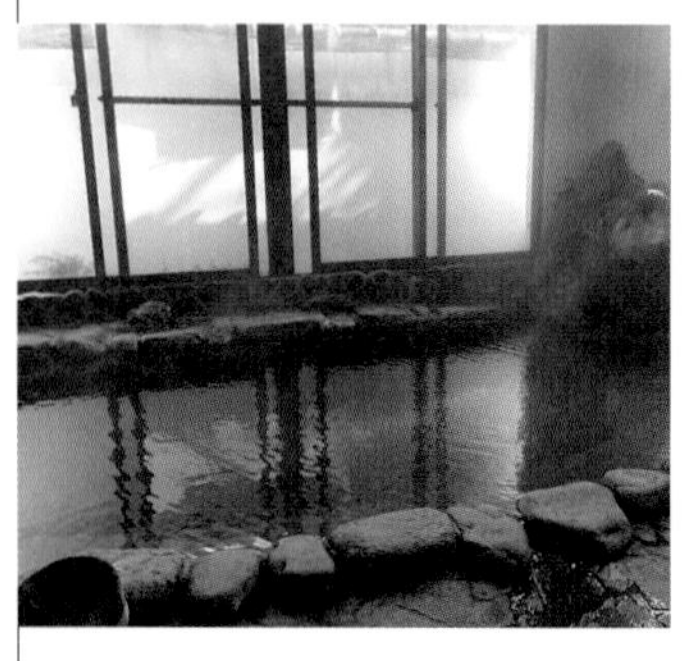

大分県 別府鉄輪温泉
湯治柳屋

ナトリウム－塩化物泉 pH3.3 弱酸性 メタけい酸 477.7mｇ https://beppu-yanagiya.jp/

宿の真ん中に「地獄釜」（源泉蒸気の蒸し釜）があり、癒しの湯けむりが立ち昇っています。この風景こそ別府鉄輪温泉そのもの、高温の源泉が湧き、家の台所はガスでも電気でもなく地獄蒸し。ほどよい塩味の温泉蒸気で調理するとどんな食材も深い味わいになります。宿の大浴場には温泉蒸気の蒸し湯室もあって、バルブをひねると熱い蒸気がシュウシュウと立ち込めて肌も髪もしっとりです。塩化物泉は体の芯まで温まり、ぽかぽかと潤いが持続。飲むこともできる温泉は、内臓からじんわり温めて、地獄蒸しの料理とともに温泉のミネラルを内側からも取り入れて、ぷるんと潤い肌がよみがえります。

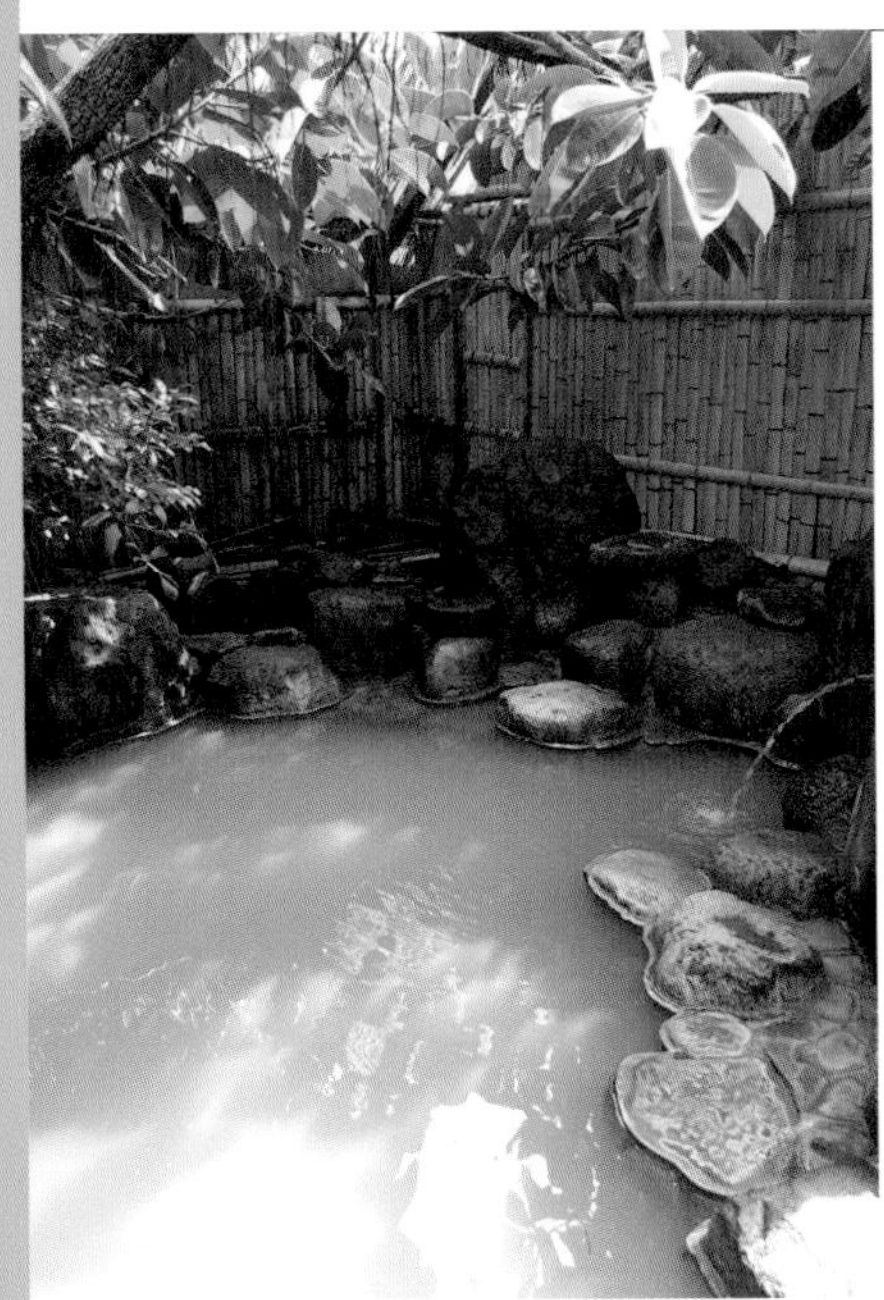

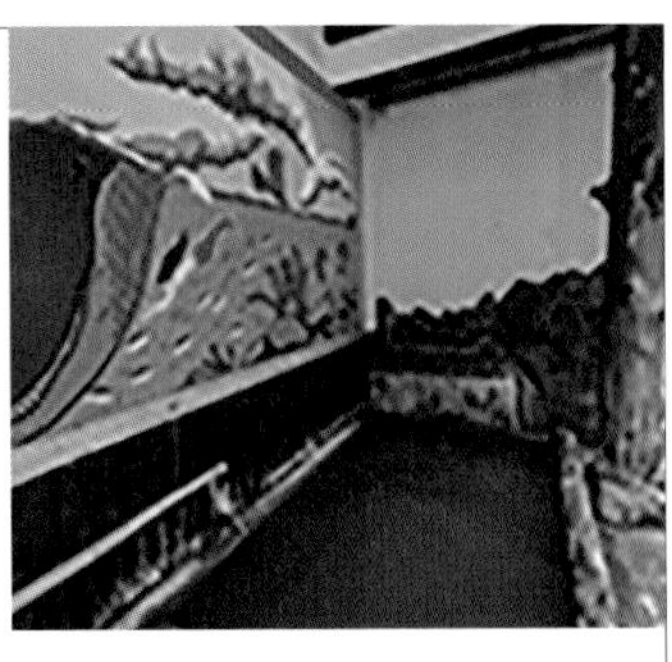

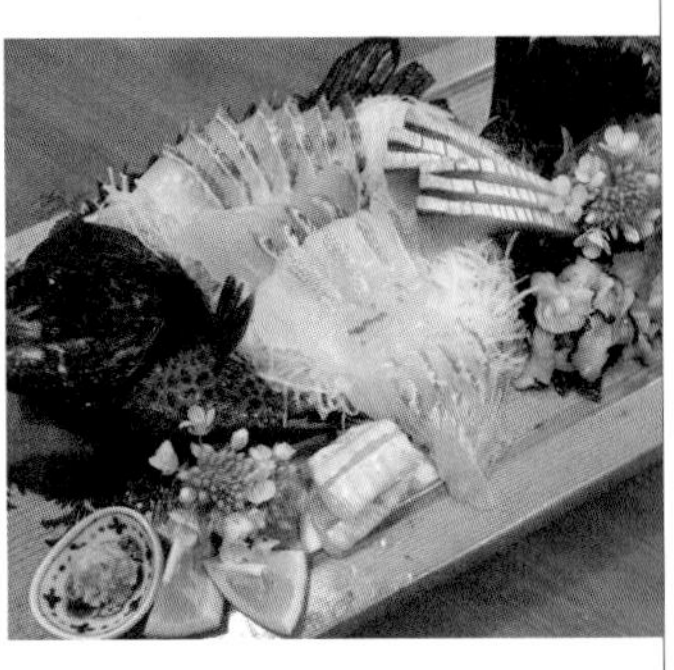

長崎県 壱岐湯本温泉

平山旅館

ナトリウムー塩化物泉 pH6.79 中性　https://iki.co.jp/#modal_1

古事記で天比登都柱（あめのひとつばしら）と呼ばれた壱岐島は、神様が天と地を行き来する架け橋の場所でした。神社密度が世界一高いということでも島中がパワースポットとわかります。その島から一七〇〇年以上も湧き続けている温泉が壱岐湯本温泉です。赤褐色のにごり湯は成分濃厚な塩化物泉で、炭酸ガスや鉄分も含有する高張性の温泉。じんじんと成分が染み渡り、肌と体の血行がよくなって汗がにじんできます。露天風呂に植えた樹木がミネラル豊富な温泉の湯気でみるみる成長して生い茂ってしまうほどのパワーチャージ温泉と、壱岐島の海や里山の幸を味わい、ぴーんとハリのあるつや肌を呼び覚ましましょう。

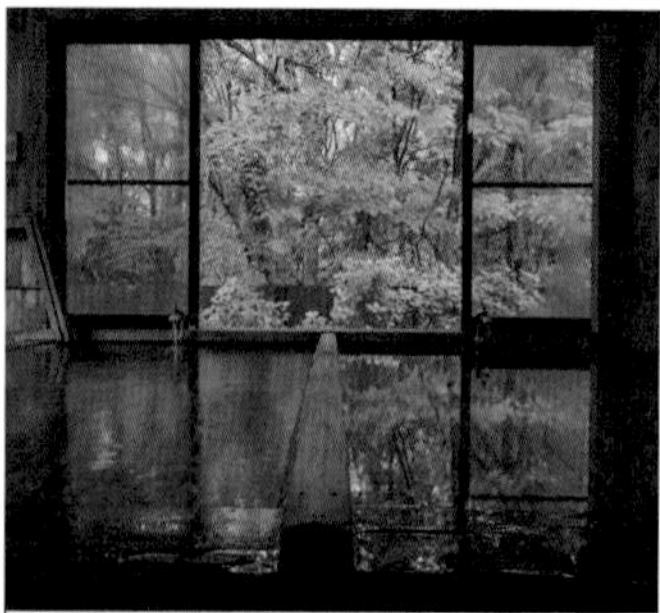

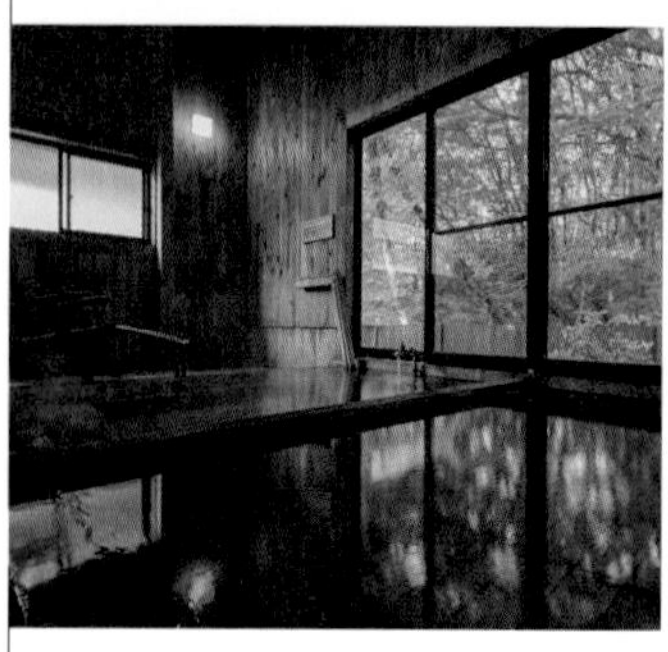

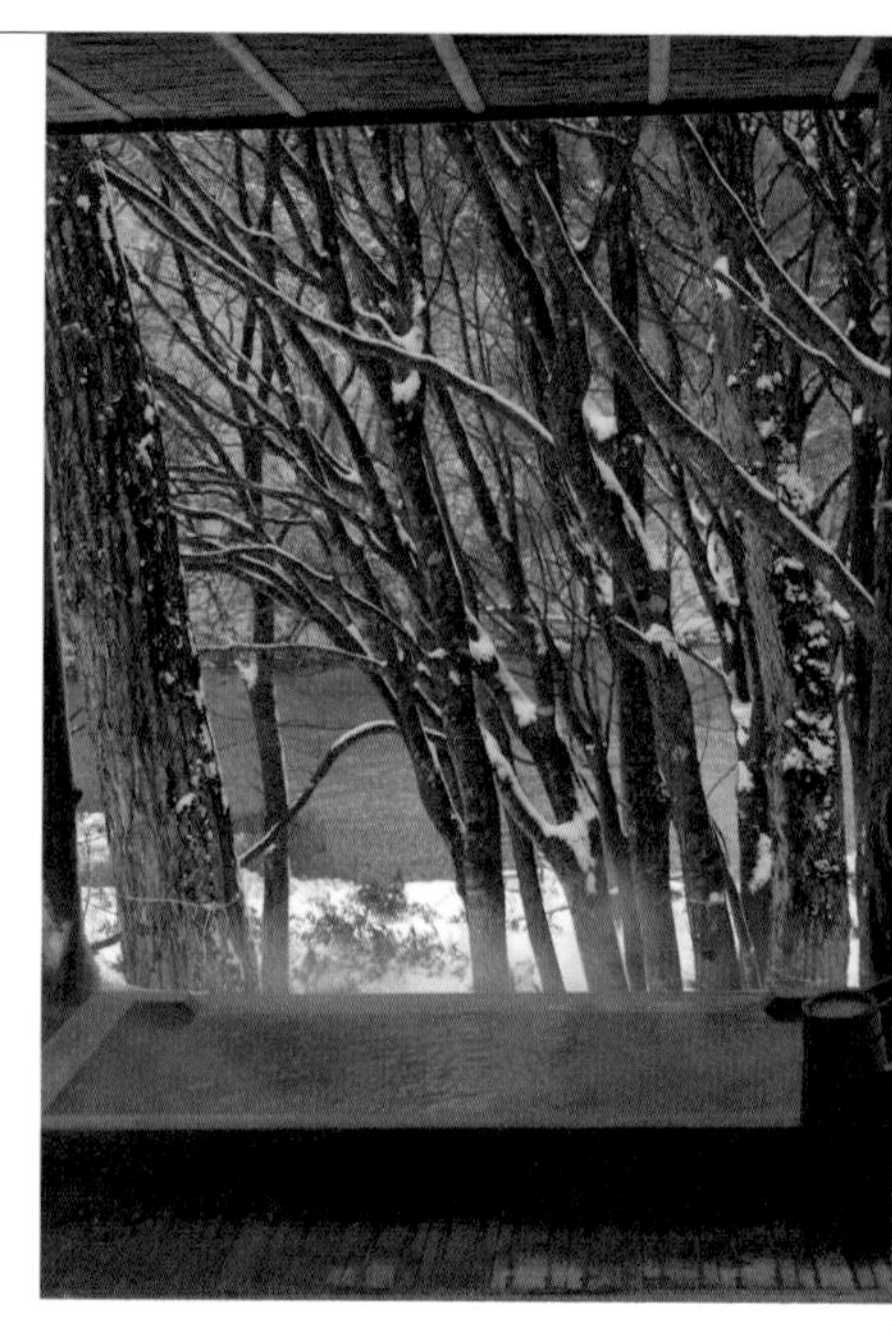

秋田県 夏瀬温泉

都わすれ

ナトリウム・カルシウム－硫酸塩泉 pH8.1 弱アルカリ性　https://taenoyu.com/miyakowasure/

忙しい日々でストレスをためこみ、へとへとになってしまった肌をねぎらうために、美しい自然の中の温泉で放電する時間を作りましょう。角館駅から送迎車でおよそ三十分、ブナの森の林道の先にたどり着く桃源郷・夏瀬温泉の一軒宿です。各部屋に専用の温泉があり、木々の間から見えるロマンチックブルーの抱返り渓谷にうっとりします。大浴場の内湯は静けさを楽しむ癒しの湯。ぬるめと熱めの湯があり、ゆったり心を解放できます。優しく包まれるような温泉は肌をしっとり保湿して修復力を高める硫酸塩泉。いぶりがっこのサラダやきりたんぽ鍋など、秋田の郷土料理を美食に仕立て上げた料理に舌鼓。肌も心も喜ぶ一夜が待っています。

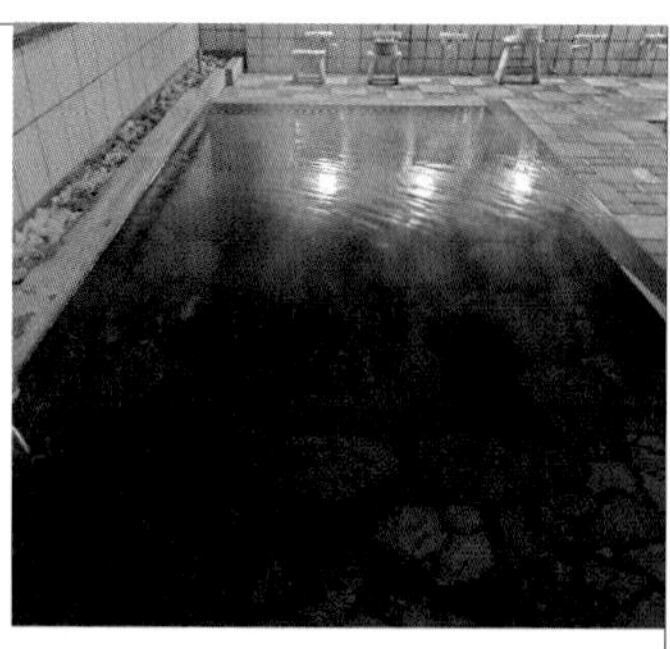

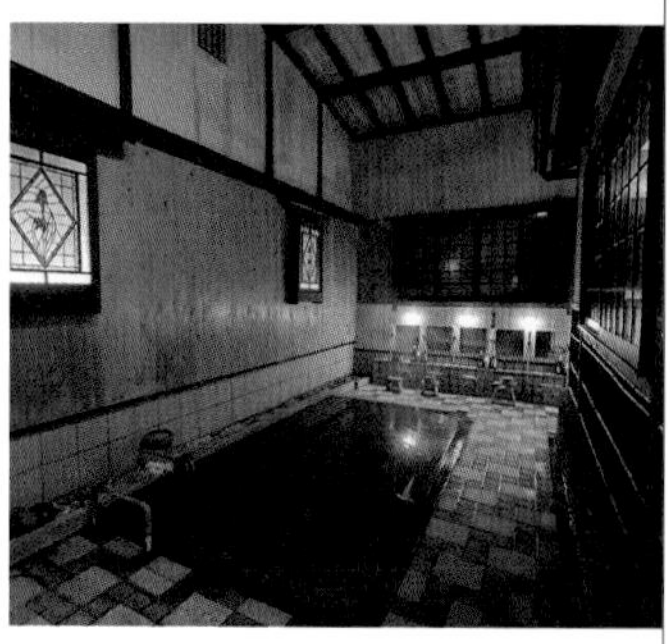

鳥取県 岩井温泉

岩井屋

カルシウム・ナトリウム－硫酸塩泉 pH7.1 中性　https://iwaiya.jp/

開湯一三〇〇年山陰最古の岩井温泉。民藝の世界に浸れる湯宿「岩井屋」の大浴場「源泉長寿の湯」は、立って入っても胸元まである深さがあり自然湧出する源泉が時折ぷくりと湧きあがります。生まれたての温泉はちょっと熱めに感じますが、新鮮な湯にぎゅっと包まれてひたひたと潤いが染み渡っていきます。なめらかでつるりとした感触の温泉はカルシウム・ナトリウム―硫酸塩泉、お疲れ気味の肌を鎮静して、水分を運び、復活力をサポートします。もうひとつの大浴場「祝いの湯」も、深い部分があり立湯で浮遊感が味わえます。シャワーも源泉なので、たるみが気になりがちな顔や首すじ、髪にもたっぷりと浴びて美の恵みをいただきましょう。

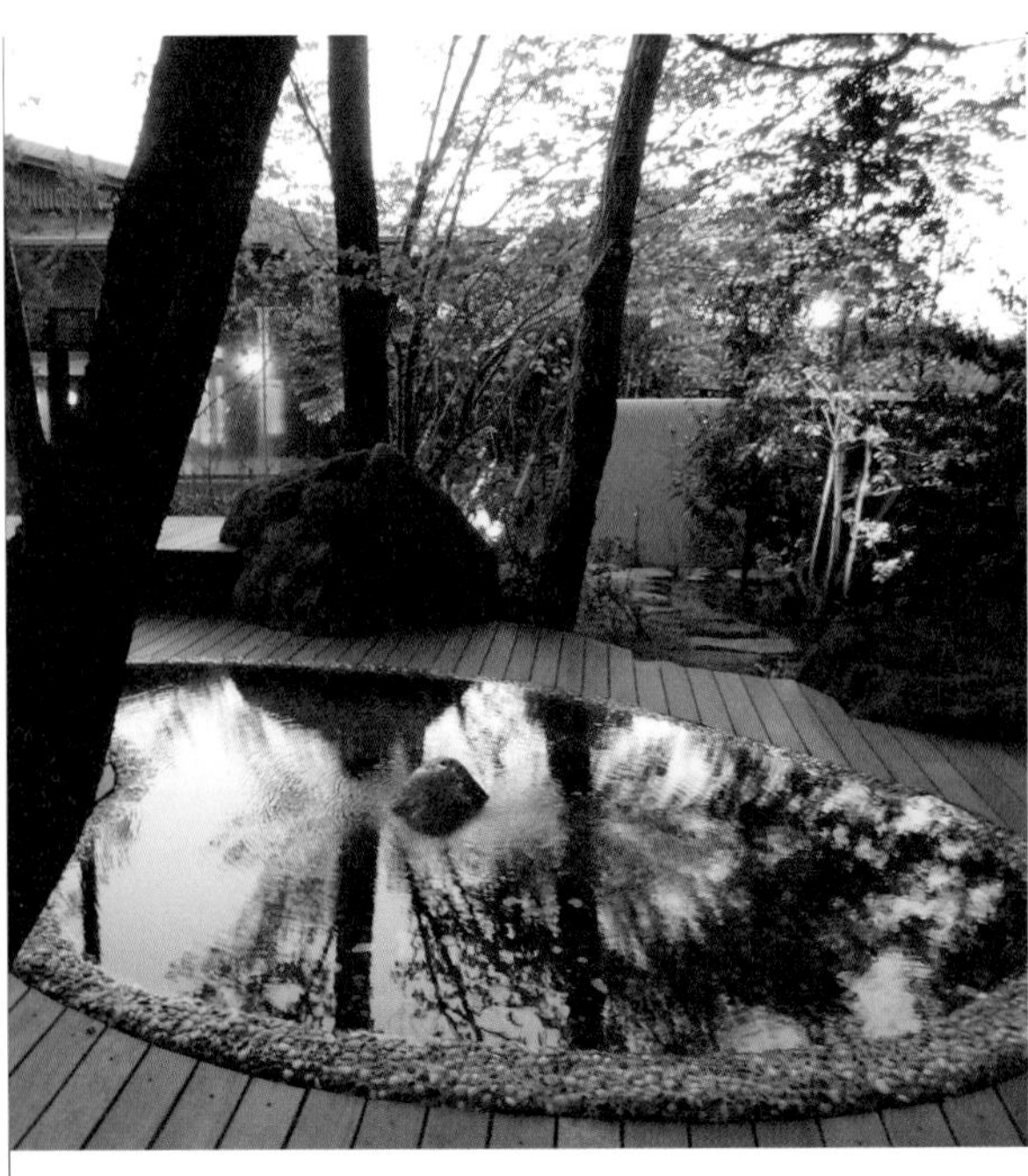

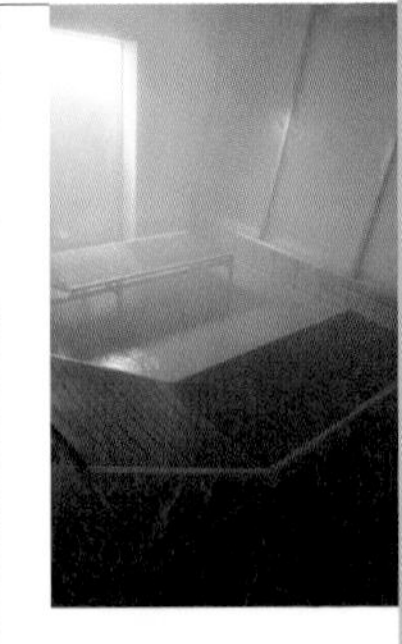

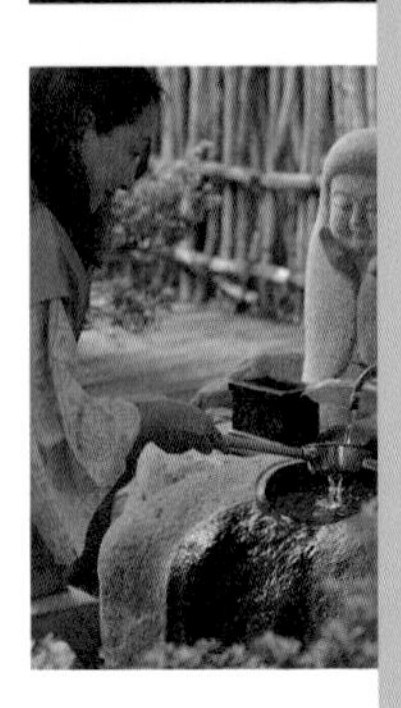

福島県 須賀川温泉

おとぎの宿米屋

アルカリ性単純温泉 pH8.9 アルカリ性　https://e-yoneya.com/

とろりとした感触の温泉が、肌をなめらかに包みます。豊富な湯量の自家源泉が湧き、全室が温泉付き、大浴場もすべて源泉かけ流し、アルカリ性単純温泉で、肌の汚れや不要な角質を落としてなめらか肌に整えます。圧巻は大浴場の源泉ミストサウナです。壁一面を流れ落ちる源泉が床にあふれ、天井からも一〇〇%の源泉が降り注ぎ、全身で美の源泉をあびて、すっきりツヤぴか。飲泉場もあるので、空腹時にちびちびと味わい内臓を整えましょう。自然栽培や有機栽培の野菜、放牧飼育の肉、平飼いの卵、無添加・伝統製法の天然調味料など、不要なものを体に残さず自然の力を美味しくチャージできる料理は、おとぎ話のシーンをテーマにした、心も和む会席です。

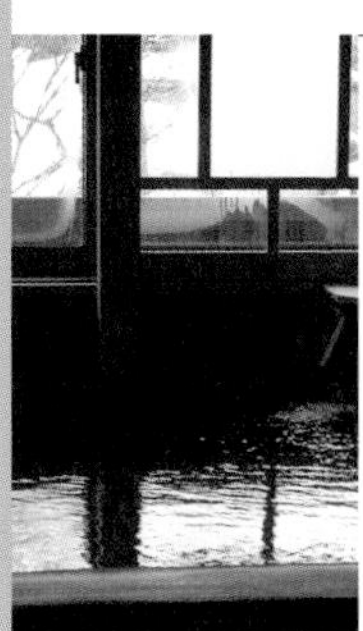

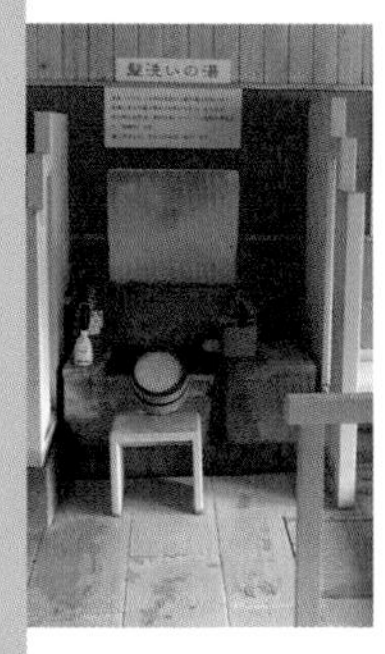

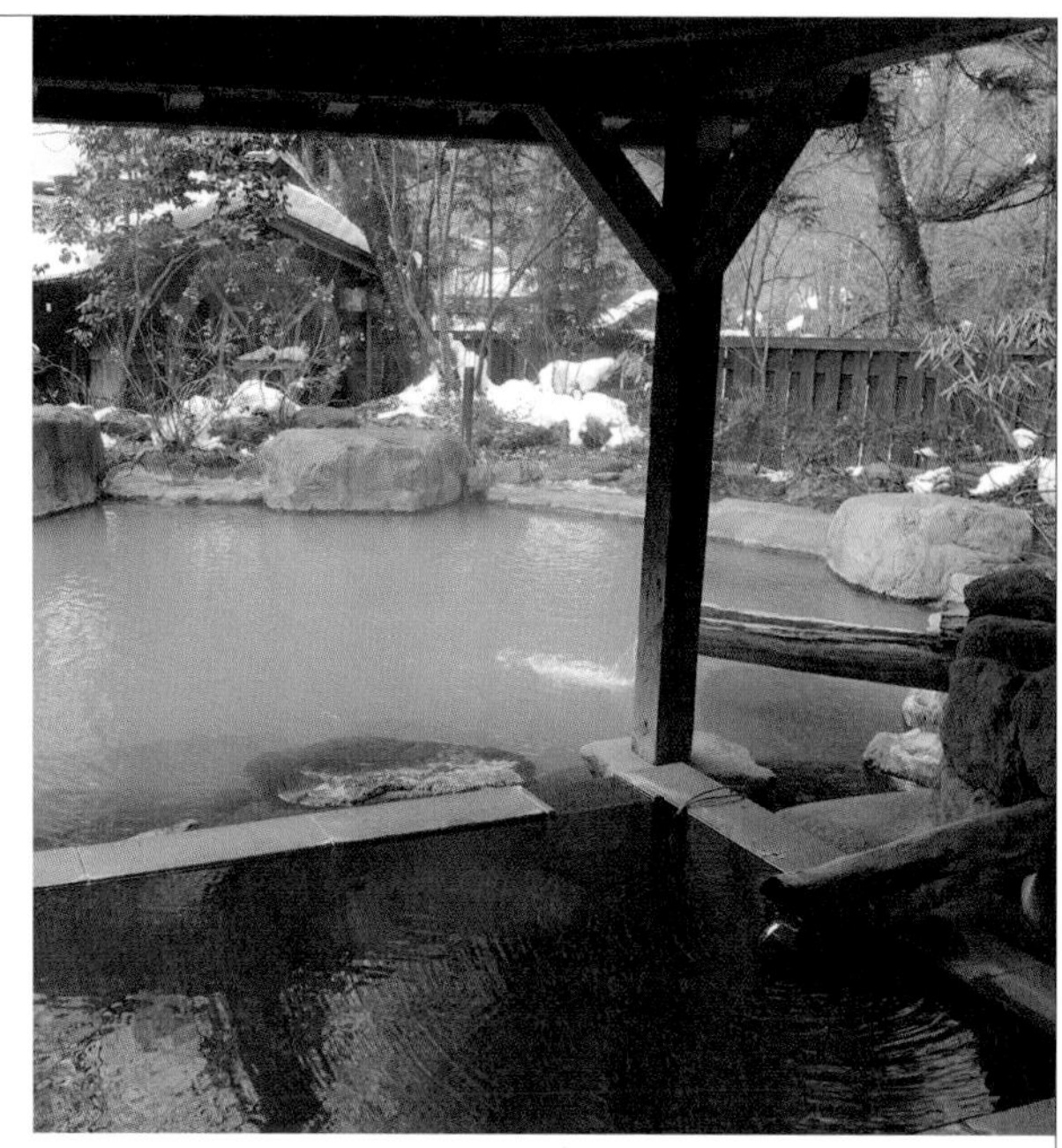

岐阜県 福地温泉

孫九郎

（内湯）ナトリウム－炭酸水素塩泉 pH 6.5 中性（露天風呂）単純温泉 pH6.8 中性　https://magokuro.com

四本の自家源泉を駆使し源泉率一〇〇%のかけ流し。露天風呂は異なる源泉をブレンドして適温に整え、単純温泉でも個性的。含まれる硫黄や鉄が混ざり合い緑褐色のにごり湯です。内湯は炭酸水素塩泉の源泉をプレート式熱交換機で鮮度を損なわずに温度調整して注ぎ込みます。とろりとなめらかな感触で密度が濃い感じ。注目は「髪洗いの湯」。鮮度のいい温泉には酸化還元力があり、髪や顔までアンチエイジングできる夢の洗い場です。ナトリウム－炭酸水素泉は、肌や頭皮の汚れや溜まった角質を落としてすっきりすっぴん肌へ導きます。飲める温泉は料理にも活用、A5等級の飛騨牛自家源泉しゃぶしゃぶは肉の旨味と野菜の甘さに感激します。

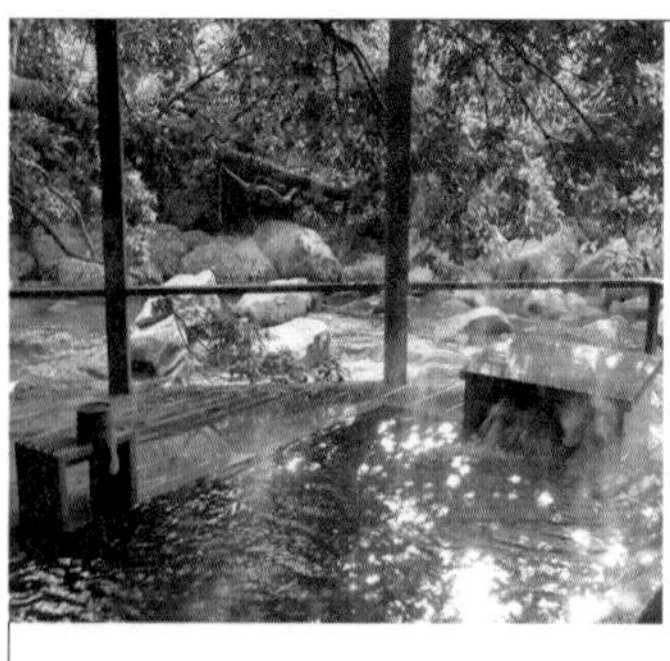

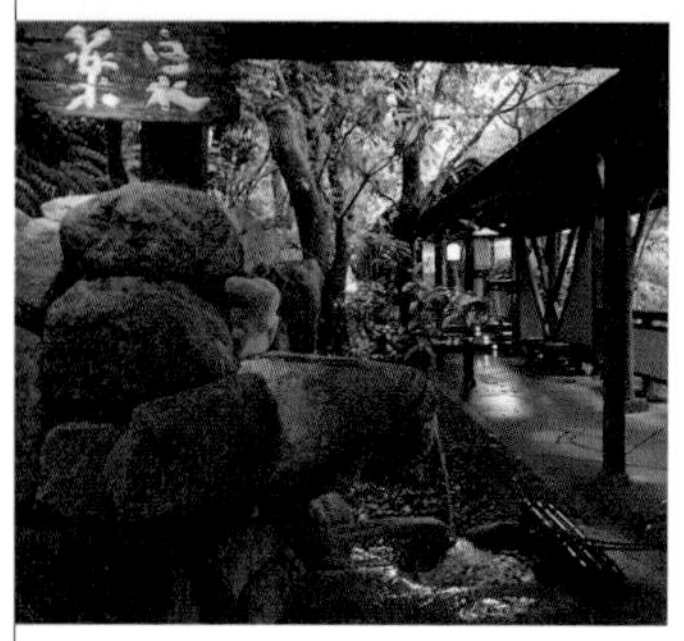

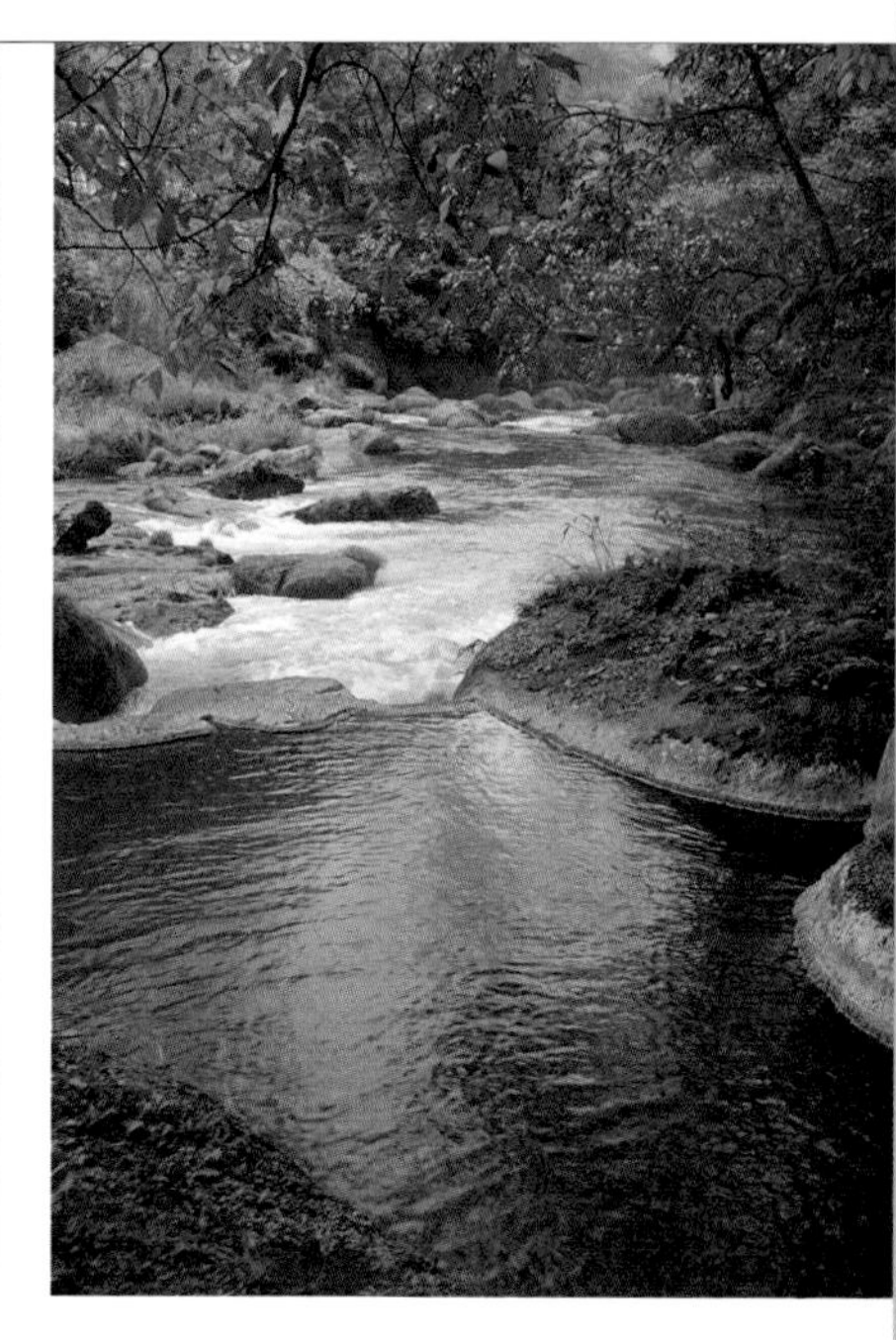

鹿児島県 妙見温泉

妙見石原荘

ナトリウム・カルシウム・マグネシウムー炭酸水素塩泉 pH6.4 中性 https://www.m-ishiharaso.com/

七つの源泉を自噴する圧力で空気に触れない状態で熱交換し、含有する炭酸ガスも保ちながら湯船へと注いでいて鮮度抜群。ミネラル豊富な炭酸水素塩泉に二酸化炭素ガスも五〇〇～七〇〇ミリグラムほど含有し、温泉に首まですっぽりと浸りローアングルで湯面を見ると炭酸ガスの小さな泡が弾けているのがわかります。温泉に入るとサワサワとした清涼感、やがてじんじんと血がめぐり、肌表面がふわっと温かく感じます。末端まで血行促進して肌も体も代謝が上がり、水分もめぐり始めます。「薬泉」と書かれた飲泉場を温泉を味わうと、しゅわっとした微炭酸。内臓を温めて腸の活動も活発になり、ぽっこりをすっきりへいざないます。

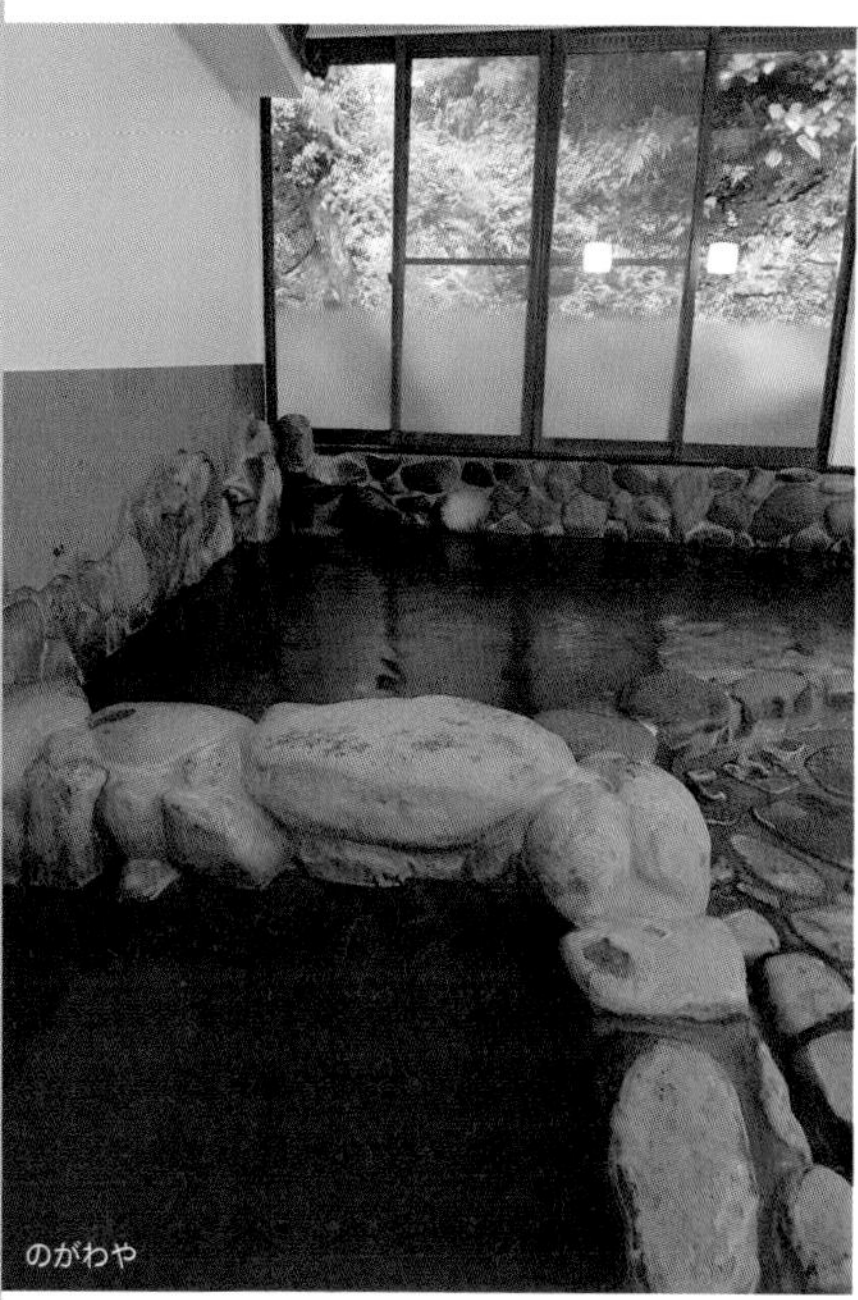
のがわや

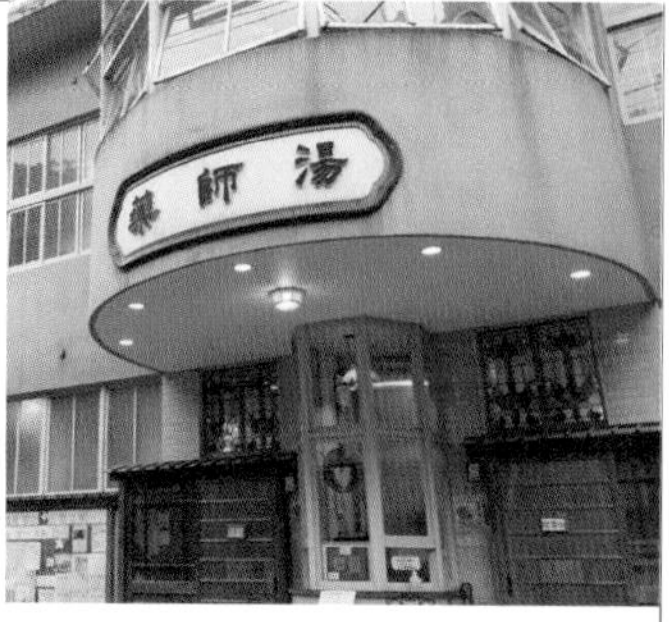

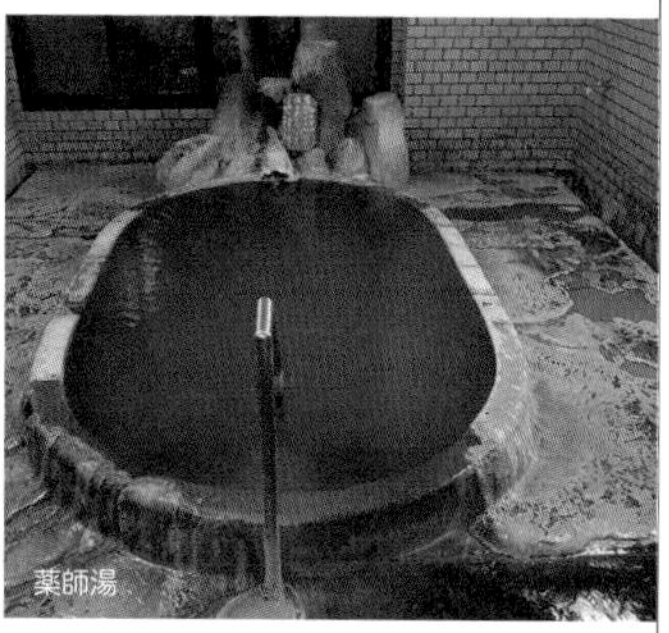
薬師湯

島根県 温泉津温泉

のがわや／薬師湯

ナトリウム・カルシウム－塩化物泉（薬師湯源泉）pH6.3 中性　http://www.nogawaya.com/#
薬師湯（自然湧出）二酸化炭素ガス 486㎎ https://www.yunotsu.com/

温泉津温泉でぜひ入りたいのが共同湯「薬師湯」。源泉は濃いめの塩化物泉で炭酸ガスも四八六ミリグラム含有。ちょっと熱めの温泉をたっぷりかけ湯してえいっと浸かれば、じんじんきたきたと、全身の毛細血管が開いていくように血が駆けめぐります。代謝があがりめらめらと発汗、いらないものが蒸発していくような気分ですっきりします。旅館のがわやでは、薬師湯から源泉をパイプで宿まで引き込んで、一〇〇％かけ流しで利用するために小さめの湯船だけ温泉にしていて愛を感じます。地元漁師がとった地魚や名物鯛の奉書焼きなど板長が腕を振るう魚料理が絶品。海のタンパク質でアンチエイジングも加速して肌もつやつや。

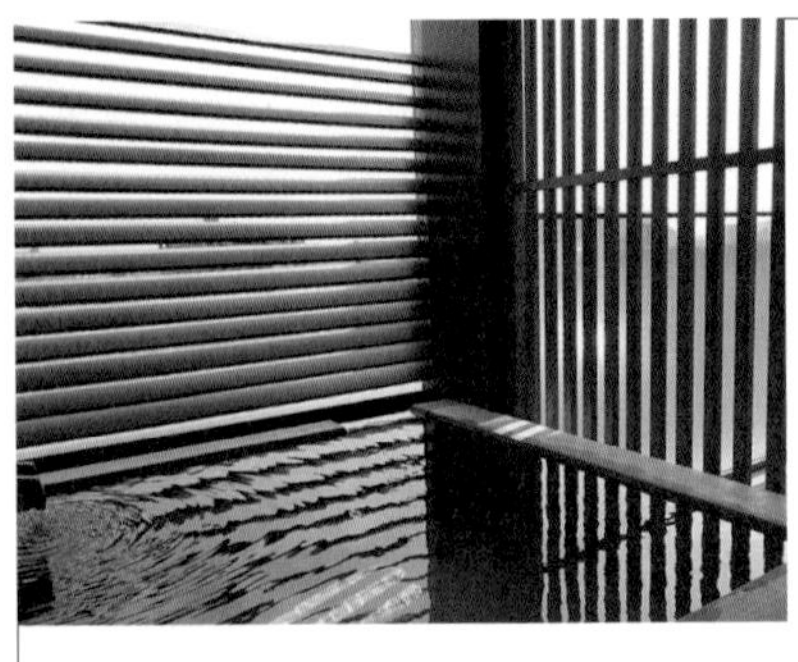

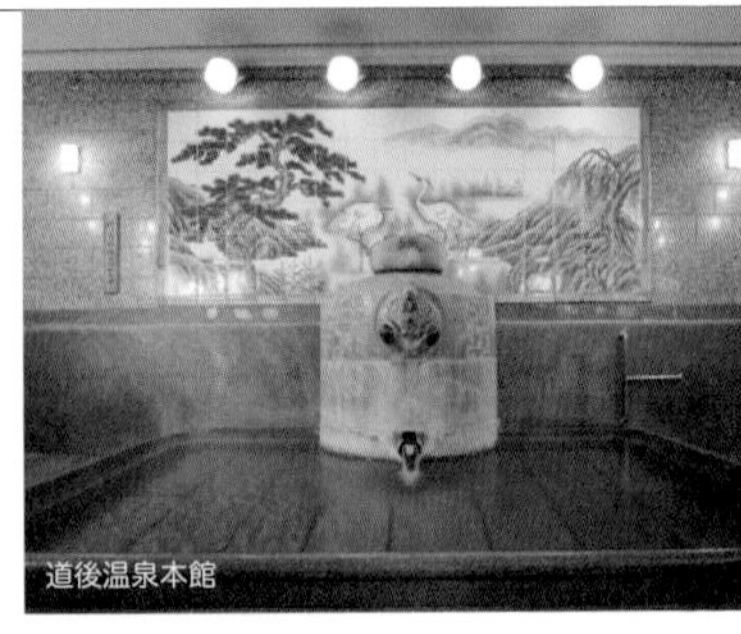

道後温泉本館

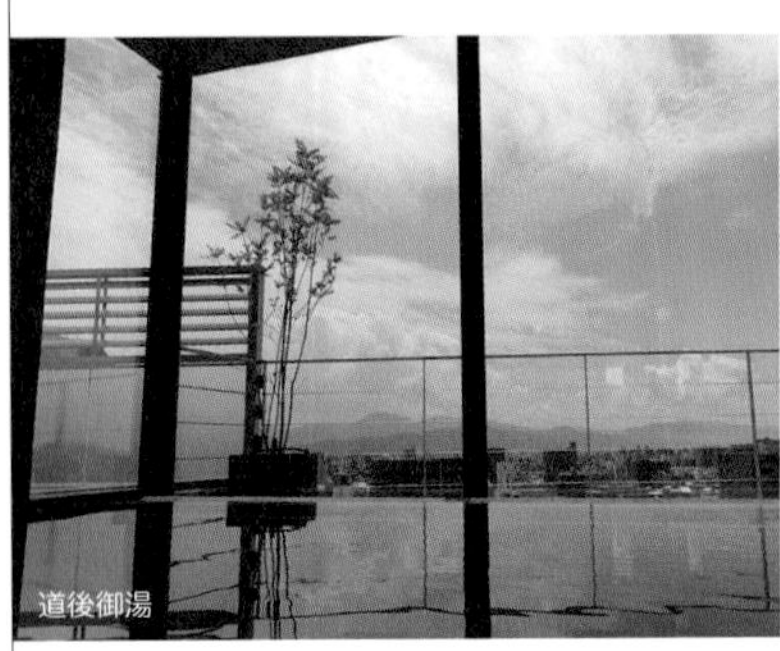

道後御湯

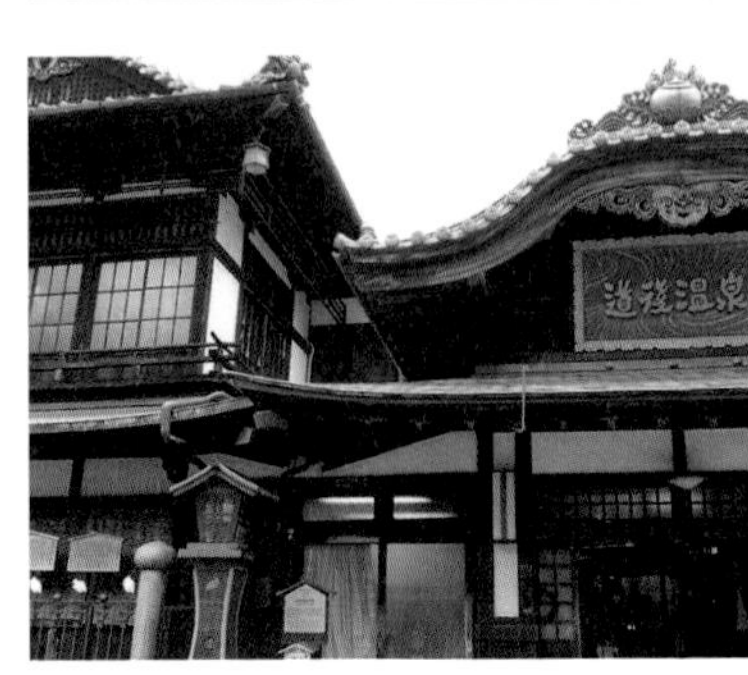

愛媛県 道後温泉

道後御湯(みゆ)・道後温泉本館

道後御湯　アルカリ性単純温泉　pH9.1 アルカリ性　https://www.dogomiyu.jp/
道後温泉本館　https://dogo.jp/onsen/honkan

道後温泉本館の湯に入ると、歴史ある名湯は分析書の成分だけでは語れない力があると感じます。肌にすいつくような密着感があり、やがて体の水が湧きたつような力強い温まりが訪れます。アルカリ性単純温泉でせっけんのように肌を洗い流す作用があり、古い角質を落としてツルスベに整います。道後御湯は全客室が温泉付き。チェックインした直後に新しい温泉を注ぎ始めます。最上階には男女別の展望風呂があり大きな窓から連なる山の稜線や松山市街の夜景が見渡せます。アートのように美しい盛り付けで登場するごちそうに心まで華やぎ気分が上がります。温泉街で買い物をして外湯をめぐり、肌にも心にも元気を注入できる温泉です。

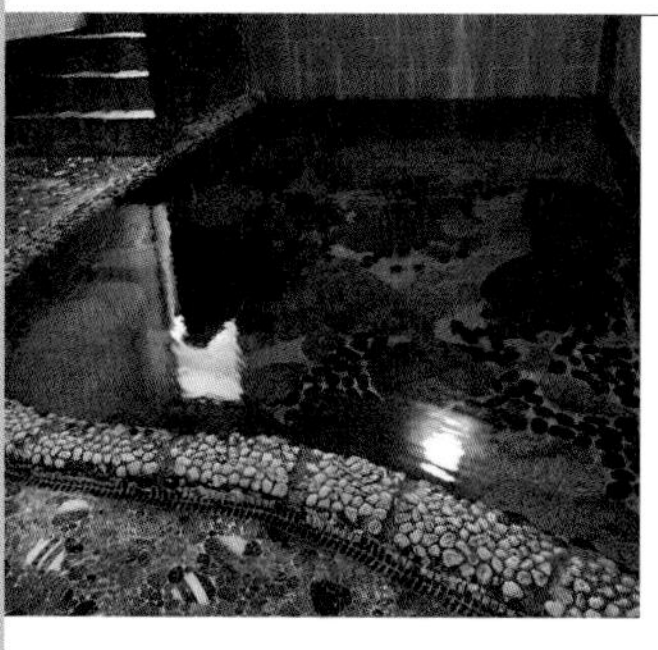

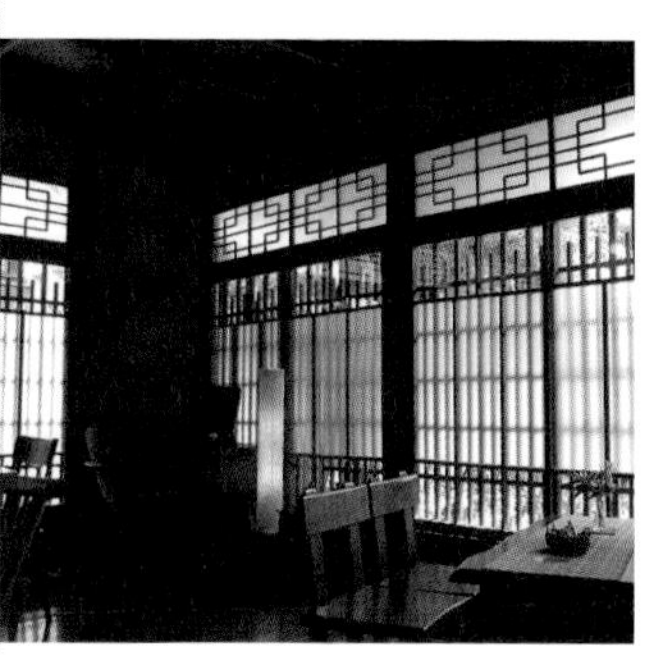

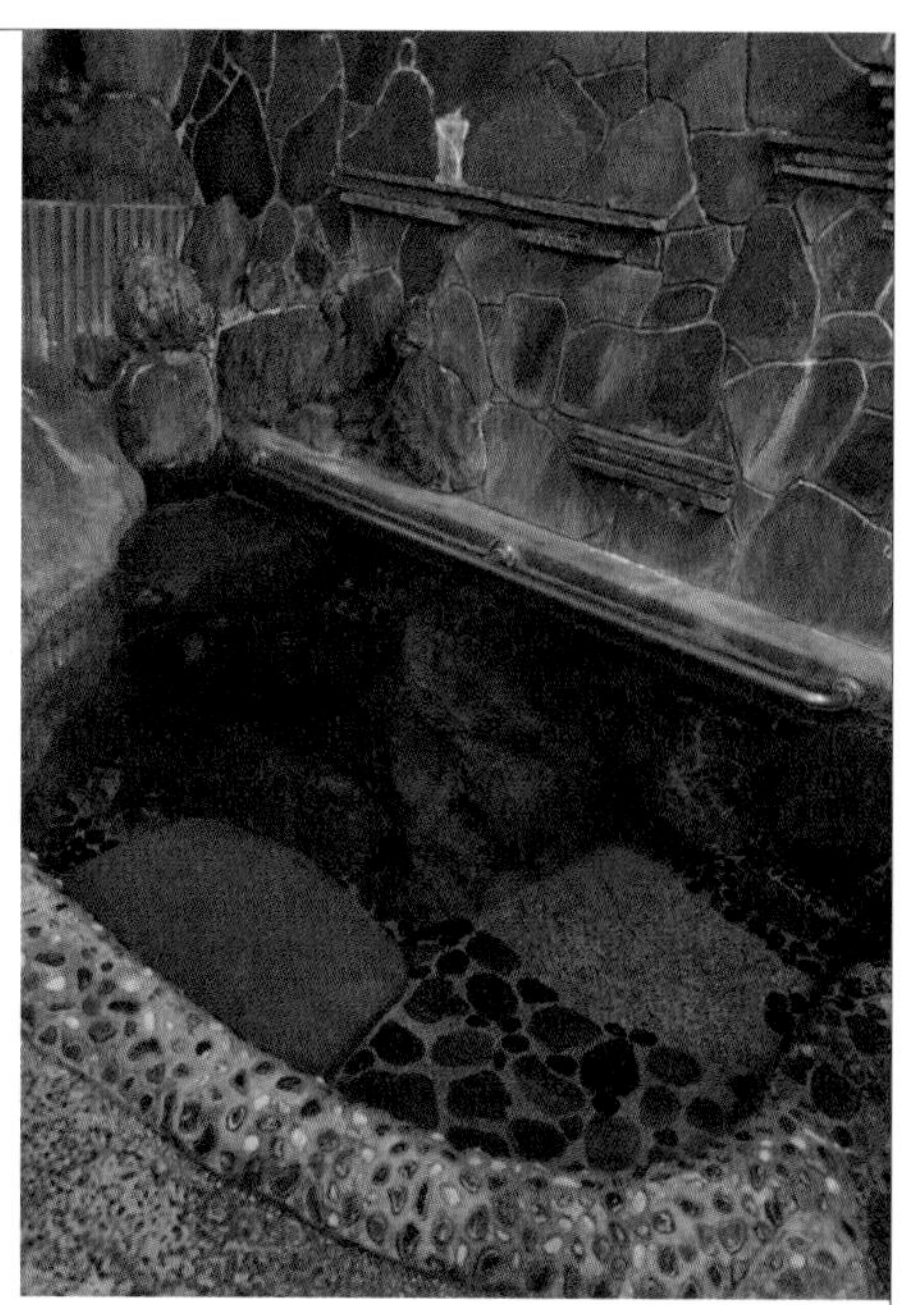

岡山県 奥津温泉

奥津荘

アルカリ性単純温泉ｐH9.2 アルカリ性　https://okutsuso.com/

あまりにもいい湯だからと、鍵をかけて殿様専用になっていた名湯「鍵湯」。今は奥津荘の中にあり、源泉が湧き出る川底と繋がっていて、湯船へ注ぎ込まれる源泉と川底から湧く源泉で、滔々とあふれています。鮮度抜群の湯は表面張力のように盛り上がり、ぎゅっと抱きしめてくれるような密着感があります。よどんでいたものが浄化されてスッキリ爽快。アルカリ性単純温泉で、肌の汚れや古い角質を落として、なめらかなすべすべ肌に導きます。温泉を飲める飲泉場もあり、すっきり軽やかな味わいで体の中もキレイにしてくれます。「立湯」は湯壺に入るような深さで、バーにつかまって入ると重力から解放されてリラックスできます。

第二章　もっと温泉ビューティ――ビューティアップへの方法

第一章では季節の体の状態に合わせて起こりがちな美の悩みを温泉で解決する「温泉美処方」をご紹介しました。

第二章は、温泉を活用してもっと美しくなるための基礎知識や温泉旅をとりまく自然環境、旅の食事についてのビューティアップ豆知識をご紹介します。楽に！楽しく！温泉を旅して、肌も心も体も、もっと美しくなりましょう。

一、温泉ビューティの基本――温泉は地球がくれたビューティツール

温泉とは

温泉で美しくなるために大切なポイントが二つあります。血行を促進して全身の血の流れを良くすること。そして、体の芯まで温まってリラックスすることです。

血の流れは、わたしたちの体にどんな役割をしているのでしょうか。血管の種類は主に動脈、静脈、毛細血管の三種類。動脈が酸素や栄養を運び、静脈が不要な老廃物や二酸化炭素の排出を助け、さらに毛細血管が体の末梢部分まで伸びて酸素や栄養を供給し、不要なものを受け取って戻ってきます。その長さを合計すると、たとえば、身長一七〇センチメートルの人でおよそ十万キロメートル、なんと地球を二周半する程の長さがあるそうです。血の流れが悪くなると、酸素や栄養が充分に供給できなくなったり、不要な老廃物を受け取っても戻ってくることができずに停滞してしまったりします。そうすると、肌あれやくすみ、便秘、睡眠の質低下、肩こりや腰痛など、美を妨げる悩みにもつながってしまうのです。

また、冷えは美の大敵です。むくみやくすみ、代謝がにぶってシミ、しわ、たるみの要因にもなりかねません。肌の冷え、手足の冷え、内臓の冷え、それぞれに働く温泉の作用で体の芯まで温まりを届け、心も体も緩んでリラックスすることでイキイキとしたつや肌へ導きます。

温泉に入浴することで得られる作用

温泉に入ると、体が温まる「温熱作用」、水圧がかかることで自然のマッサージになる「水圧作用」、体が浮くことでリラックスできる「浮力作用」が働きます。さらに、温泉のさまざまな含有成分の「化学的作用」も加わって、血行促進や代謝促進のパワーが高まります。

また、日常とは違う環境や地形、気候に身を置くという「転地作用」も心身のスイッチを入れ替えて、自律神経のバランスを整える大切な要素です。露天風呂から自然の景色を楽しんだり、旅の楽しい時間を過ごすことで五感を刺激し、脳内ホルモンが活性してアンチエイジングにもつながります。

温泉の成分や特徴を使い分ける

温泉は生きている地球がもたらす恵みです。自然のものですから、ひとつひとつ違いますし、一日の中でもじつは刻々と変化しています。だからこそ一期一会の温泉との出会いが楽しく、わざわざ旅をしてそこにしかない温泉に入る意味があるのです。

ところで、温泉と自然の水はどこが違うのでしょうか。日本では、一九四八年（昭和二十三）に制定された「温泉法」に基づく「温泉の定義」によって温泉かどうかが決まります。

一、地中から湧出する温水、鉱水（鉱物質を含む水）及び水蒸気、その他のガスである

二、さらに、以下の条件のいずれかを満たすもの

　二―一、泉源での温度が二五度以上

　二―二、ガス以外の溶存物質総量が一キログラム中一グラム以上

　二―三、十八種類の物質のうち一種類でも溶存基準値を満たしている

つまり、通常の地下水より、温度が高いとか、成分を含有しているとか、何か体に良い作用をもたらす水として「温泉」を利用できるように目安を作ったのです。

医学的、科学的、さまざまな分野の研究がなされ、そこから温泉の成分の作用や特徴が、健康だけでなく、美容にも大きな恵みをもたらしていることがわかりました。温泉によって「美人にもなり方がちがう」ことに着目して美容作用の分類をしながらご紹介します。

「温泉分析表」でビューティへの四つのポイントを知る

温泉に入る前に、脱衣所などに掲出してある「温泉分析書」をチェックしましょう。温泉分析書を「温泉と美容のカルテ」として考え、美肌の素を探ります。確認するポイントは「泉質」「pH値」「成分総計」「温泉の利用状況」の四つです。

A…泉質

含有する成分の「主成分」「副成分」が並んでいるのが泉質名です。泉質は十分類で、これによって主な特徴がわかります。しかし温泉は自然のものなので、泉質名は単一とは限りません。ひとつの成分の割合が多ければひとつの泉質名、複数の成分を併せ持つ温泉なら複数の泉質名が並びます。それは、どちらがよいということではなく、ある目的の集中美容液のような温泉を欲するときもあれば、あれこれ同時に働くマルチビタミン剤のような温泉に入りたいときもあるとお考えください。温泉の泉質十分類の特徴と美容の関係を四大美容要素に分けて整理してみました。

①一つ目のグループは「落とす」。

肌の汚れや、古い角質を落として肌をきれいにし、すべすべ肌を目指す「美肌の湯」と呼ばれている泉質。せっけんのような働きが期待できるクレンジングの湯です。

炭酸水素塩泉、とくにナトリウム炭酸水素塩泉は汚れを落としたり、山菜などのアクを取ったりするときにも活躍する重曹が含まれていますので、肌のお掃除もしてくれるというわけです。

また、pH8・5以上のアルカリ性の温泉も同じくせっけんのような働きが期待できるので、アルカリ性単純温泉なども同様の特徴があります。

②二つ目は「めぐる」。

血行を促進して体のめぐりをサポートする泉質。血のめぐりは、酸素や栄養を運んだり、老廃物を運び出す助けをしています。硫黄泉は毛細血管を拡張する作用があり、体や肌の血行を促進させます。血行が促進されることで代謝もスムーズになり、内側から輝くつや肌を目指す「インナービューティ」「デトックスビューティ」が期待できます。二酸化炭素泉も炭酸ガスの血行促進作用で、同様の特徴があります。

③三つ目は「補給」。

肌をしっとり保湿する化粧水のような役割や、肌にベールをつくって水分や熱を逃がさない保温・保湿の役割をする「美人の湯」と呼ばれている泉質です。

硫酸塩泉は、傷の湯とも呼ばれ、歴史に名を残す武将たちが戦いの後に刀傷を癒やしたという名湯にも多く見られます。温泉の水分を肌へと運びやしっとり潤い美人に導く特徴が期待できます。塩化物泉の塩の成分は肌の上で塩被膜となって薄いベールのように包みます。それにより温まった熱や水分が逃げにくくなり、しっとり&ぽかぽかが持続します。

④四つ目は「調整」。

美容法にはさまざまな手法があります。肌にやさしく栄養を与えていたわる方法もあれば、刺激を与えて肌に眠っている力を活性化させて自らの美肌力を呼び覚ます方法もあります。肌や体に適度な刺激を与えることで心身のバランスを整えて美肌に導く調整型の温泉があります。

含鉄泉は、体の芯まで温まり冷えからおこる美容の悩み解決をサポートします。ラジウム泉、ラドン泉などと呼ばれている放射能泉は、入る・飲む・吸うの相乗作用で肌を元気にしてくれます。酸性泉、含ヨウ素泉は殺菌作用があり、適度な刺激で肌や体に「喝」を入れて活性化を促します。

一方、やさしく癒すことで、自律神経のバランスを整え、ストレスによる睡眠の質低下や不調を緩和してくれるのが単純温泉です。心のモヤモヤを温泉で発散し、体内の温度を上げてぐっすり眠った翌朝はハリのある美肌がよみがえります。

【泉質の美容的特徴】

泉質	特徴	美容的特徴
単純温泉	リラックスの湯	穏やかな作用のやさしい温泉
炭酸水素塩泉	美肌の湯	肌の汚れや古い角質を落とす
硫酸塩泉	美人の湯、傷の湯	肌しっとり乾燥を防ぐ
塩化物泉	熱の湯、保温＆保湿の湯	しっとりポカポカが持続
硫黄泉	めぐりの湯	血行促進して代謝アップ
二酸化炭素泉	血行促進の湯	めぐりを良くしてむくみ対策
酸性泉	殺菌・活性の湯	刺激を与えてすっきりしたい
含ヨウ素泉	抗酸化の湯	肌の弾力、抗酸化サポート
含鉄泉	温まりの湯	冷え性、鉄分補給（飲用）
放射能泉	活力の湯、子宝の湯	ストレスで疲れ気味に活力を

B…pH値

泉質のほかに、温泉の肌への働きを確認するポイントとして「pH値」があります。酸性、中性、アルカリ性といった表示の元になっている数値がpH値です。

たとえば、同じ硫黄泉で、酸性の硫黄泉、中性の硫黄泉、アルカリ性の硫黄泉では、血行促進する硫黄泉の特徴は同じですが、湯の感触や肌への働きが異なってきます。

pH4~7のあたりは肌のpH値に近い弱酸性から中性で刺激が少なく肌にやさしい温泉です。pH8・5以上はアルカリ性の温泉で、せっけんのように汚れを落とす作用がります。pH9や10と、数値が高くなると洗浄作用も強くなりますので、入浴中はすべすべとしていても湯上がり後は水分が蒸発していきますから、すぐに保湿のスキンケアをして整えることをおすすめします。

pH3未満は酸性の温泉です。ほどよい刺激で肌を活性化し、元気を与えてくれます。pH2未満になると強酸性となり、殺菌作用が期待できます。最近では、コロナなどのウイルス不活性化への研究が進む草津温泉もpH1台です。肌への刺激も強くなりますので、入浴中に肌をこすらないように注意し、もし肌に刺激を感じたら、さら湯（真水）のシャワーなどで洗い流してから上がりましょう。

◎pH値でわかる温泉ビューティ

	強アルカリ性	アルカリ性	弱アルカリ性	中性	弱酸性	酸性	強酸性
pH値	10以上	8.5以上	7.5~8.5以上	6~7.5未満	3~6未満	2~3未満	2未満

←クレンジング作用（肌すべすべ）　肌にやさしい　殺菌作用→（肌の活性化）

pH値高　pH値低

温泉分析書の「pH値」と書いてある数値でチェックできます。pH7の中性を基本として、pH値が高いとアルカリ性、低いと酸性です。

アルカリ性の温泉………せっけんのようなクレンジング作用があり、肌の汚れや古い角質を落としてすべすべ美肌に。

中性~弱酸性の温泉……肌のpHに近いので刺激が少なく、肌にやさしい。

酸性の温泉…………殺菌作用があり、肌を活性化してひきしめる。

C…成分総計

温泉分析書で計測された成分の合計が「成分総計」で、その温泉がどのくらい濃いかを知る目安になります。温泉の泉質名の後に書かれている低張性、等張性、高張性とは浸透圧を示す目安で、人間の体の細胞液の濃度が基準になっています。八〜一〇グラム未満が等張性で人間の細胞液に近い濃度、一キログラム中八グラム未満が低張性で温泉の水分が肌へ入りやすくなり、一〇グラム以上が高張性で温泉の成分が入り込みやすくなります。成分が濃い温泉は作用も強く働きますので「ほどほど入浴」を心がけましょう。

D…温泉の利用状況

温泉の源泉を分析して成分を記載した温泉分析書と一緒に掲示されている別表には、適応症・禁忌症、入浴の注意などがあり、その下に「温泉の利用状況」の情報があります。源泉を湯船に注いで利用する際に「加水・加温・循環・入浴剤や消毒」などを行っているかがチェックできます。

① 源泉かけ流し

源泉をそのまま湯船に注いでいる温泉を一般的に「源泉かけ流し」と表現します。この状態で利用すると「温泉分析書」の内容と最も近い状態で入浴できることになります。

② 加水

源泉の温度が高い、または、利用するには源泉の湯量が足りないという場合に、水を加えていることを「加水」といいます。これは源泉と水の両方が湯船に入っていますので「温泉分析書」の成分よりも薄くなっていることになります。しかしながら、山の中の温泉などでは加水する水が水道水ではなく、沢水や山水、湧水などの自然の水という場合もありますので、その場合成分は薄まっていたとしても一〇〇%天然水ということもあります。

③ 加温

源泉の温度が低い、または、源泉の湧出地から離れていて、適温にして利用するなどの理由で、源泉をボイラーなどで加温して温度を上げてから湯船へと注いでいる場合「加温」と表示されます。加温しても、塩類などの成分は影響がほとんどありませんが、熱するという過程で気化して放出されてしまう二酸化炭素ガス、ラドンなどの放射能泉の成分もあります。

④循環ろ過

湯船の中の温泉を「循環ろ過装置」を通して汚れや沈殿物を取り除いたり、温度調整のために加温したりして再利用しています。ろ過するフィルターを通しますので、一緒にろ過されてしまう成分もあります。また、源泉が湧き出た状態から時間が経過した温泉が再利用されて湯船に入りますので、温泉力が徐々に弱まってくることもあります。

⑤入浴剤・消毒

温泉を多くの人に安全に利用していただくために、また、限られた資源を大切に利用するために、殺菌消毒をしなければならないことがあります。殺菌消毒方法の多くは、塩素を投入します。人体には安全な消毒方法ですが、その場合、残念ながら効力が低下してしまう温泉成分もあります。温泉をアミューズメントとして楽しんでもらおうと、入浴剤を加えている場合も、その内容が表示されます。

例:宮城県 鳴子温泉 滝乃湯

温泉分析書

申請者　住所　宮城県玉造郡鳴子町○○○

源泉名　町有下地獄混合温泉 ─ 混合泉
　　　　温泉神社硫黄泉

氏名　鳴子町長　○○　○○○様

湧出地　宮城県玉造郡鳴子町○○
　　　　湯元○○○

I.湧出地における調査結果

1.審査者名:(財)宮城県公害衛生検査センター　○○○　2.審査年月日:平成○年○月○日

3.泉温:46.2 ℃ (気温24.2℃)　4.湧出量:108.5 ℓ/min(掘削自噴)　5.pH値:2.8 …B

6.知覚的試験:無色透明で、硫化水素臭を発し、酸味を有し、酸性である

4.ラドン(Rn):　/　$\times 10^{-2c}$　Ci(　/　M・E/kg)

II.分析室における分析結果

1.分析者名:(財)宮城県公害衛生検査センター　○○○　2.分析終了年月日:平成○年○月○日

3.知覚的試験:

4.密度:1.0009 (4℃)　5.pH値:2.8(24時間後測定)　6.蒸発残留物:1088mg/kg

III.含有成分の分量および組成

1.陽イオン

省略

2.陰イオン

省略

3.遊離成分

(1)非解離成分

省略

(2)溶存ガス成分

省略

溶存物質(陽イオン、陰イオン、非解離成分):　1006.9mg/kg

溶存ガス成分:　508.2mg/kg

C… 成分総計:　1515.1mg/kg

4.微量成分

省略

A… 酸性—ナトリウム・アルミニウム・カルシウム—鉄(II)—硫酸塩泉(硫化水素型)

泉質　低張性酸性高温泉

禁忌症、適応症等は別表による

D

A…泉質

含有する成分の「主成分」「副成分」が並んでいるのが泉質名です。泉質によって美容作用がわかります。複数の成分を併せ持つ温泉なら複数の泉質名が並びます。

B…ｐＨ値

泉質のほかに、温泉の肌への働きを確認するポイントとして「ｐＨ値」があります。酸性、中性、アルカリ性といった表示の元になっている数値がｐＨ値です。

C…成分総計

温泉分析書で計測された成分の合計が「成分総計」で、その温泉がどのくらい濃いかを知る目安になります。

D…温泉の利用状況

温泉分析書と一緒に掲示されている別表（ここでは省略）には、禁忌症・適応症、入浴の注意などがあり、その下に「温泉の利用状況」の情報があります。源泉を湯船に注いで利用する際に「加水・加温・循環・入浴剤や消毒」などを行っているかがチェックできます。

※なお、右の温泉分析書のⅢ．含有成分および組成の部分の解釈には専門的な知識が必要になるため、ここでは省略しました。

二、温泉分析表にはでてこない美の力

モール泉

温泉分析書といっても、じつはすべての成分が記載されているわけではありません。温泉法の定義に合致するか、あるいは、人体に有害な物質が入っていないかなど、分析した成分のことだけしか書かれていません。

たとえば、化粧品であれば「植物成分〇〇%」と書かれていたら、肌に良さそうとうれしくなりますが、一般的な温泉分析では有機物は調べないので、植物由来の成分や微生物などについては何も書かれていないのです。しかし、美容の観点で考えれば、植物由来の「モール」は、とてもありがたい成分です。

モール泉は赤湯、黒湯などと呼ばれることもあり、独特の色と香りを持っています。正体は植物由来のモールと呼ばれる成分です。木々や葉っぱが土に帰り、地中で腐葉土から石炭へと変わっていく途中の地層「亜炭層（あたんそう）」を経て湧き出る温泉は、植物由来の成分もたっぷりの温泉になり「モール泉」と呼ばれています。モール成分を含む鉱泥や温泉は、欧米

では女性ホルモンを整える療法にも活用されています。女性ホルモンを支えるエストロゲンと分子構造が似ていることから、フィトエストロゲン（植物エストロゲン）として注目されているのです。「モール泉」は肌を潤し、ぷるぷるのつや肌へ導きます。

メタけい酸は美肌のサポーター

泉質名にならないのですが、温泉法上の規定成分のひとつである「メタけい酸」は、美肌の大切なサポーターです。「〝メタけい酸〟にも注目しましょう」と最初に言い出したのは、一冊目の著書『温泉ビューティ』を書いている頃で、もう十七年も前になります。当時は誰も気に留めていなかった成分だったので、思いのほか反響が大きくて、全国あちこちの温泉地で「メタけい酸が豊富な美肌の湯です」みたいな表現が広がっていきました。一番困ったことになったと責任を感じたのは、素晴らしい温泉が湧いているにもかかわらず、泉質の特徴を語らずメタけい酸のことだけを説明している温泉地が出始めたことでした。いくらなんでもそれは違うと思いました。まずは、主成分副成分である泉質名にでてくる成分の特徴をしっかりと理解して活用することが、美肌への第一歩です。

では、「メタけい酸」はどんな役割をするかというと、助演賞です。つまりサポート役であり、化粧品用語でいうと「ブースター（導入液）」、成分が浸透しやすくなるように肌を整える役割を担います。温泉の中の水分をせっせと集め肌を整え、温泉の主成分や副成分の働きがスムーズに届くように助ける「美肌のサポーター」です。

日本にはメタけい酸が豊富な温泉が多く見られます。メタけい酸は一キログラムあたり五〇ミリグラムあれば温泉として認められる数値で、一〇〇ミリグラム以上あれば、石井的指標としては美肌サポーター（助演）と考えています。

温泉は「心」も整える

平成二十六年七月一日に温泉法が改訂され、それにともない、日本温泉気候物理医学会が監修して適応症と禁忌症の記載も改訂されました。

私が美容上、とくに着目したいと思ったのは「ストレスによる諸症状」「睡眠障害」「うつ状態」「自律神経不安定症」などが一般的適応症や泉質別適応症に加わったことです。

かつては、健康増進や疲労回復などの表現しかありませんでしたが、こうした項目が明記されたことは大変うれしいことです。

ストレスや自律神経の乱れは、東洋医学的にも気の流れを滞らせ、体や心、そして肌の不調にもつながります。心が疲れたときにも温泉へでかけて、心身を開放して湯に浸れば、自律神経やホルモンバランスが整い、輝くつやつやの肌を取り戻すことができるでしょう。

温泉は五感全てを刺激する

温泉は五感を刺激するとてもよいツールです。五感を意識して使うことで脳の働きが活発になり、さまざまな部位が活性化して、肌や体のアンチエイジングにつながります。

視覚（見る）

温泉の色を観察します。変化するものもあります。透明でもよく見ると、青、緑、茶、赤、などが光に透けて見えることもあり、細かい湯の華がふわふわと漂っていることもあります。濁り湯も、透明から濁り湯へと変化するもの、手を入れてみると、ほんのりと透ける濁りもあれば、こっくり濃厚な濁りもあります。

触覚（触る）

手でお湯を触って感触を確かめます。さらさら、つるつる、ヌルヌル。すくってみると重たく感じる、軽やかにするりとこぼれ落ちるものもあります。

嗅覚（香り）

温泉の微妙な香りの違いを楽しみます。ゆで卵のような硫黄の香り、木材のような森の香り、金っ気、潮の香り、油臭……。新鮮な源泉が流れる湯口で香りを確かめると、入浴中にはわからなかった奥深さを感じることもあります。

味覚（味わう）

温泉を飲むことができる「飲泉」があれば、おちょこ一杯くらいの量をちびちびと味わってみましょう。濃さや主成分、ときには微量の成分など、組み合わせによって味わいが違います。苦い、渋い、酸っぱい味もありますし、おいしい出汁や昆布茶のような味の温泉もあります。

聴覚（音）

温泉が流れる水音、風の音、木が揺れる音、鳥の声、虫の声、波音、雨音、雪の音、温泉で感じる音はたくさんあります。人との会話も楽しい音のひとつです。

三、「重ね湯」のすすめ（温泉を駆使し、温泉をめぐって美を重ねる）

温泉の美容力を組み合わせて目的別湯めぐり

落とす、潤す、温める、めぐらす、癒す、緩める、活性する、燃焼する、調整する。こうした温泉の美容力を組み合わせ、適切な順番で「重ね湯」して湯めぐりをすると色々な美容コースが楽しめます。それぞれの温泉の泉質やｐＨ値に着目して、その特徴の違いを理解すると、美と健康の目的に合わせた温泉の選び方や効果的な湯めぐりの順番が見えてきます。

たとえば「肌すべすべ美肌コース」で湯めぐりをしようと思えば、「落とす」＋「潤す」の重ね湯。ナトリウム—炭酸水素塩泉やアルカリ性の温泉に入って、肌の汚れや古い角質を落としてリセットをし、塩化物泉で塩のベールを作って保湿をして仕上げましょう。

「肌しっとり潤い美肌コース」であれば、「癒す」＋「潤す」。単純温泉でやさしく癒し、化粧水のような硫酸塩泉でしっとり保湿しましょう。

「心も体もすっきり代謝促進デトックスコース」であれば、「活性」＋「めぐらす」＋「燃焼」。

酸性泉で活性化し、硫黄泉や二酸化炭素泉で血行促進して、濃いめの塩化物泉で体をぽかぽかに温めて燃焼を上げましょう。

お疲れ気味で「自律神経を整えてツヤ肌になりたい」であれば、「緩める」＋「癒す」。ぬるめの放射能泉にゆっくり浸かって、やさしい作用の単純温泉で仕上げてリラックスしましょう。

こんなふうにいくつかの温泉を「重ね湯」して湯めぐりをする「相乗作用の温泉美容コース」を考えることも、湯めぐりの楽しみを広げてくれます。

マルチビューティ温泉

ひとつの温泉で色々な美をかなえたいなら、複数の泉質を併せ持つ温泉を狙いましょう。たとえば三大美人泉質と呼ばれる泉質があります。炭酸水素塩泉（落とす）、硫酸塩泉（潤す）、硫黄泉（めぐらす）ですが、それが三位一体となって働くマルチビューティの湯も存在しています。

一例を示すと、新潟県の妙高赤倉温泉郷にある燕温泉は、含硫黄―カルシウム・ナトリウム・マグネシウム―炭酸水素塩・硫酸塩・塩化物泉です。

複数のビューティをひとつの温泉でかなえるなら、全国各地にある長い名前の泉質名を持つ温泉へでかけましょう。一湯で二度も三度もオイシイ複合ビューティが目指せます。

基礎化粧品温泉とスペシャルケア温泉

美容的な言い方をすれば、ときにはスペシャルケアをしたいときもあります。単純温泉や硫酸塩泉のように毎日使いたい化粧品のような温泉と、月に一度くらい特別なケアを取り入れることで、美に拍車をかけるための特効薬みたいな温泉もあるというイメージです。

一例をあげると、草津温泉や蔵王温泉のような酸性の温泉で、肌に適度な刺激を与えて活性化を促す。栃尾又温泉や村杉温泉のようなぬる湯の放射能泉で、じっくりと細胞を目覚めさせる。万座温泉や月岡温泉のような濃厚硫黄の温泉で、徹底的に全身の血のめぐりを良くする。有馬温泉のような塩も鉄分も炭酸ガスも超濃厚な温泉で、普段は手が届かないような体の深いところまでしっかり温まる。温泉を美容の視点でとらえると、日々の美容ツールの枠を超えて、サプリメントや栄養ドリンクのような存在にも思えてきます。

四、温泉ビューティアップ入浴法——美と健康の温泉入浴法

お茶とお菓子で体を整える

温泉地に到着すると、うれしくて元気に見えますが、実は移動で同じ姿勢を続けているので血流や水の流れが滞り、エネルギーも消耗ぎみで、ドロドロ、ヘトヘトの状態です。温泉の美容力を安全に効率よく取り入れるためには、入浴の十五分くらい前の「水分補給」で血や水の流れを整え、ちょっと甘いものを補給して疲れを癒すブレイクをとりましょう。

かけ湯は大切な準備運動

かけ湯にはふたつの意味があります。

ひとつは、体の汚れを落とすというマナーです。自然の恵みである温泉をみんなで楽しくいい状態で共有するために、自分の汗や汚れを落としてから湯船に入ります。これは、シャワーで体を洗い流すということでも可能です。しかしながら、シャワーは温泉ではな

く真水を利用している場合が多いので、シャワーで洗い流した場合でも、これから入浴する湯船の温泉で「かけ湯」をしていただきたいのです。

その理由はウォーミングアップ。これから入る温泉の温度と含有成分を体と肌にお知らせするという大切な準備運動になるからです。これがふたつめの意味です。温泉はたくさんの有効成分を含んでいます。だからこそ、美と健康を助けてくれるわけですが、普段のお風呂とは違うある種の刺激を与えることにもなります。ですから、いきなり入るのではなく、その刺激に体と肌を慣らす準備をすることが重要なのです。体と肌のためのかけ湯の基本は、心臓に遠い足先から徐々に上へ向かってかけていきます。たとえば、右足→左足→右ひざ→左ひざ→右腰→左腰→おなか→背中→右肩→左肩、これで十か所。熱めの温泉だなとか、ちょっと刺激が強そうだと感じたら、体と肌が慣れるまでたっぷりとかけ湯をしてから入りましょう。

「分割浴」でほどほど入浴

温泉マーク「♨」にも、美と健康の入浴法の意味が隠されています。昭和二十三年に日本の温泉法が制定された際に、環境省と厚生労働省が健康入浴法としての意味も持たせようと考えた温泉マークは、三本の湯気の長さが違っていたそうです。

それは左から「中、長、短」。最初は五分ほどで「ほどほど」に、次は八分ほどで「じっくり」と、最後は三分ほどで「さっと」あがる。

つまり三回に分割して少しずつ入る方がよいのです。わたしはこれを「鶏の唐揚げの法則」と名付けました。おいしい鶏の唐揚げを作るには二度揚げします。衣はカリッと、でも中まで火が通って、ふっくらジューシー、この原理です。一度に長く入って汗だくになっても、意外にも体の中は生焼け状態ですぐに冷めてしまいます。

三回に分けてほどほど入浴を繰り返すことで、体の芯までじっくり温まり、血のめぐりの良い状態を長続きさせることができます。体の深部体温を上げることで、自律神経やホルモンバランスを整え、美肌に導いてくれるスイッチが入るのです。

湯あがり三十分の休息

温泉入浴後の三十分は、美肌を育てる大切な時間です。体や肌の血流が良くなり、栄養や酸素をめぐらし、いらないものを運び出す作業をせっせとしています。体の深部体温が上がることで、自律神経を整えて、免疫力を補強する助けもしています。

ですから、静かにのんびり過ごすことが大切です。温泉で発汗しカロリーも消費していますので、水分補給をしながら、体を冷やさないように注意して安静に休憩しましょう。

五、温泉旅に「気候療法」を――自然環境はビューティアップの強い味方

温泉へでかけることとは、その行動だけで「転地療法」となり美と健康の価値があります。温泉地をとりまく環境は、山、森、川、海と、豊かな自然があります。日常生活を離れること、いつもと違う自然環境へ身を置くことによって、癒されたり、刺激を受けたりして、それが美容にも大いに役立つのです。

「気候療法（Climatherapy）」は、山、森、海など日常と異なった気候環境に転地して療養や保養を行う自然療法です。ポイントは「外気浴」。地形や気候の特徴ならではの美と健康の作用を、その気候の「外気」を浴びながら、その場所で過ごすということに意味があります。この考え方を取り入れて温泉を旅すれば、もっと美肌への道が広がっていきます。

「外気浴」でビューティアップ

山の気候療法

標高一〇〇〇メートルを超える高山気候は、体に刺激を与えます。気温は六度低下し、気圧や酸素分圧は約一二％減少します。だいたい標高八〇〇メートル以上になると、気圧や酸素分圧の低下を感じて、呼吸が深く多くなってきて、心拍数も増加します。それによって血液循環が活発になり、体も肌も代謝がアップしてきます。

標高の高い山の温泉は、リフレッシュしてすっきりしたいとき、血行を促進させて代謝アップしたいときにでかけたい場所です。

旅の途中で標高の高い山の展望台があるなど絶景の名所を見つけたら、ぜひ立ち寄ってください。たとえば、箱根温泉郷の大涌谷までロープウエイで上れば標高一〇四四メートルです。少し散歩して、富士山やもくもく立ち昇る温泉蒸気を眺めて三十分ほど過ごせば、心拍数が上がってきて血流が活発になり代謝が上がります。そして温泉でつくった「黒たまご」を食べれば、肌や体の成長をサポートするタンパク質と温泉のミネラルを効率よく取り込むことができます。

山の展望台は景色を楽しむというだけでなく、その場所に身を置くことで代謝アップにつながり美容法になるのです。山の紫外線は平地より二〇〜三〇％強くなりますので帽子などでガードしましょう。

森の気候療法（森林浴）

日本国土はおよそ三分の二が森林で、世界で二番目に森林比率の多い国です。森が育んだ水を地球が温めて温泉として湧出している場所も多く、木々に囲まれた露天風呂で季節を愛でながら温泉に入るのも日本ならではの旅の楽しみです。森は気象緩和作用があり、リラックス効果をもたらします。樹木は地中からすごい勢いで水を吸い上げ葉の先から水分を放出しています。

たとえば、夏の暑い日でも、木々の葉が直射日光をさえぎり木陰をつくり、葉からの水分を放出して気化熱を奪い、森の空気はすーっと涼しく感じます。また、冬は熱の放射を防ぐので森の中はほんのり暖かく感じます。春から夏は光合成も盛んになり、二酸化炭素を吸収して酸素を放出し、空気を浄化してオイシイ空気を味わえます。

緑いっぱいの色彩に安らぎを感じ、木漏れ日の光に心癒されます。森林特有の香りであるテルペンはフィトンチッドとも呼ばれ、精油（エッセンシャルオイル）として抽出してさまざまな治療にも使われています。血圧を安定させ、脳のアルファ波を増やして心のセラピーにもなりますし、抗酸化作用でアンチエイジングにもつながります。

森に囲まれた温泉にのんびり浸るのもよいですし、宿の近くに森林の小道があれば、ぜひ散歩をしてみましょう。緑の季節もよいですが、秋の紅葉シーズンなら、落ち葉を踏みしめる音や感覚を、足の裏を意識して楽しみましょう。五感を刺激して脳を活性化するアンチエイジング散歩になります。

海の気候療法（タラソテラピー）

地球のおよそ七〇％は海です。陸地から見れば海ですが、海の中には山も谷も森もあります。日本列島は四つの海に囲まれ、さまざまな個性の海の近くにも温泉があります。海はあらゆる生命の源です。地球上の最初の生命体は深海に湧く温泉の中から誕生しました。わたしたち人間の体の中にも海の成分が存在しています。海洋ミネラルは、体や脳を浄化して、イライラや焦りを緩和し穏やかな気分にしてくれます。塩、ヨード（ヨウ素）、カルシウム、マグネシウム、ナトリウム、カリウム、鉄、亜鉛など、神経、筋肉、骨、臓器の働きを維持し老化から守るために欠かせない成分がたくさん含まれています。

潮風は海洋ミネラルの宝庫ですから、海辺の外気を浴びて、心身のリラックスと体や肌の新陳代謝を整えましょう。海を眺めて温泉に入れば一石二鳥、よせてはかえす波の音も体内リズムを整えます。また、海から陸へと海風が吹く昼の時間は、温泉旅の途中で海辺を散歩したり、海が見えるレストランでランチをするのもおすすめです。

気候療法的な温泉街散歩

温泉街のある温泉地も楽しいものです。では、気候療法的な考えを取り入れて温泉街散歩でビューティアップはできるのでしょうか。ひとつは、温泉神社や薬師堂など、温泉地が大切にしている場所へのお参りです。石段を登ることで適度な運動にもなり、鎮守の森の癒しは、森林浴とパワーチャージになります。

温泉街を浴衣で散歩するのもおすすめです。浴衣は適度に体内の熱を放出して、肌表面の血管を活性化させるビューティツールです。買い物をしたり共同湯をめぐって地域の人と触れ合う楽しい散歩は、気分を高揚させてアンチエイジングにつながるビューティウォーキングなのです。

六、「温泉旅ごはん」は美食同源――体内時計と旬のローカルフードは美の原動力

旅の食事時間と体内時計の関係

温泉旅での食事を体内時計の法則と照らし合わせて考えてみました。旅の食事でビューティアップするためには、いつ、何を、どのように食べると、より美と健康につながり美肌をサポートできるのでしょうか。

一泊二日で温泉旅へでかけるときのタイムスケジュールから食事時間をピックアップしてみると、朝、家を出発し、昼前に温泉地へ到着。現地で十二時頃「昼食」をとり、散策や買い物をしてお宿へチェックイン。十五時頃「お茶とお菓子」をいただいて少し休憩したら温泉へ入浴。のんびり過ごして十八時頃「夕食」。部屋で少し休憩して、寝る前に温泉入浴し二十二時過ぎに就寝。翌朝は早めに起床して朝湯へ入浴。八時頃「朝食」をいただいて、ちょっと休憩してチェックアウト。近隣を散策もしくは、どこかへ立ち寄って十二時～十三時頃「昼食」を取って帰路へ。という食事時間が多いと思います。

これを体内時間による体の状態と照らし合わせてみましょう。

昼十二時〜午後は「燃焼」の時間

昼から午後にかけての時間は、体が燃焼に向かいます。このタイミングで食べる「昼食」は、燃焼を助ける栄養をしっかりとることが大切です。最もすぐにエネルギーになるのは炭水化物です。体が燃えようとしているときに、燃料を適切に補給することで正しく燃えやすい体をつくる基本になります。そば、うどん、パスタなどの麺類や、ご当地丼なども、エネルギーをつくるランチにはおすすめです。

午後から夕方は体温が高く、日の中では燃焼しやすい時間帯ですので、午後三時がおやつの時間というのは理にかなっています。旅先でスイーツを楽しみたいときは「おやつ」の時間なら大丈夫と、お考え下さい。ちなみに、この後理由をお話ししますが、夜のスイーツやカロリーの高い夜食は美容のためには御法度です。

二十二時〜夜間は「成長」の時間

肌や体をつくるゴールデンタイムは夜十時〜夜中二時といわれています。この時間は体が成長へと向かい、体を整え、臓器を充電したり、肌の細胞再生を活発に行ったりする時間です。その前に食べる夕食は良質なタンパク質を食物繊維、ビタミン、ミネラルと一緒にバランスよく摂取することが大切です。多彩な食材で多品目をバランスよく、楽しく美味しく味わえる温泉旅館の食事は肌と体の再生を助けます。

また、夕食が十八頃という旅の食事の時間も美容には理想的です。成長時間に突入する前に消化がすすみ、内臓も充電の準備がしやすくなります。温泉に入ってぐっすり眠り、細胞再生に集中することができます。

朝八時〜午前中は「排出」の時間

朝から午前中にかけては、体が排出に向かう時間です。この時間にスムーズな排出をして体の中のいらないものを捨てることも美肌への道です。

ポイントは、朝食前の温泉や散歩。少し早起きをして、朝湯に入ったり、宿の周りを散歩したりと、行動することで内臓が目覚めて腸も活動しやすくなります。水分補給は温かいお茶や白湯を飲み、内臓を温めるのもおすすめです。温泉旅館の朝食は、野菜、山菜、キノコ類もしっかり取れて、海藻やねばねば食材、郷土料理や発酵食品も登場します。食物繊維、ビタミン、ミネラル、酵素をしっかり摂取する朝食は、スムーズな代謝をサポートして美肌を助けます。

温泉旅の食事摂取と体内時間

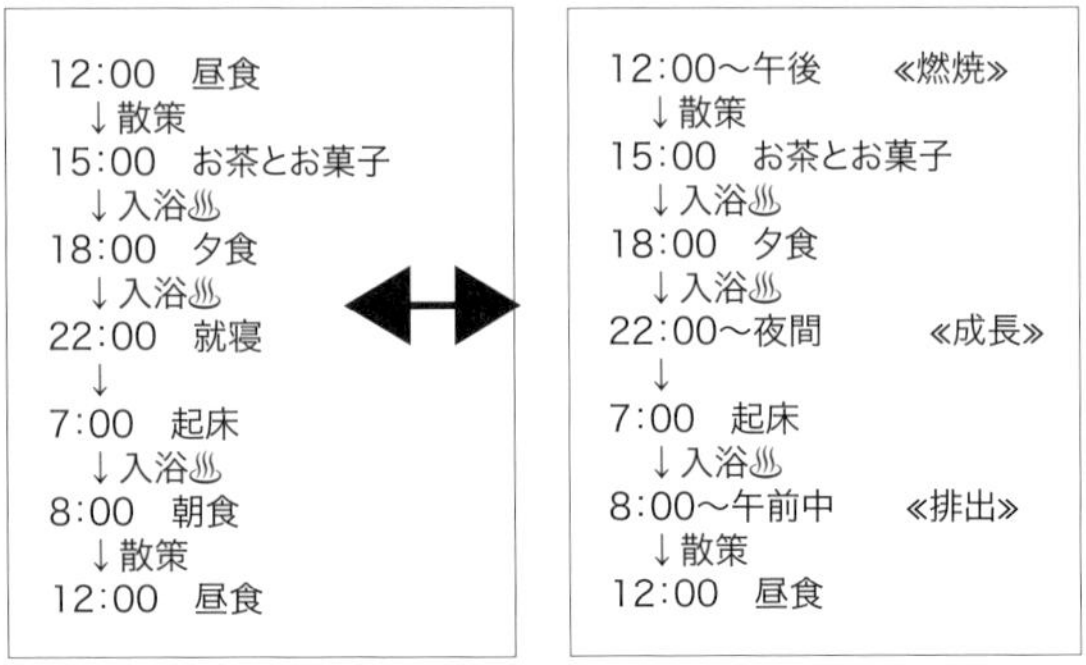

12:00　昼食 ↓散策 15:00　お茶とお菓子 ↓入浴♨ 18:00　夕食 ↓入浴♨ 22:00　就寝 ↓ 7:00　起床 ↓入浴♨ 8:00　朝食 ↓散策 12:00　昼食	⟷	12:00～午後　≪燃焼≫ ↓散策 15:00　お茶とお菓子 ↓入浴♨ 18:00　夕食 ↓入浴♨ 22:00～夜間　≪成長≫ ↓ 7:00　起床 ↓入浴♨ 8:00～午前中　≪排出≫ ↓散策 12:00　昼食

温泉旅館の会席料理のビューティポイント

美容のためというと、料理のカロリーを気にする方もいらっしゃいます。もちろん、毎日の食事となれば、それも考えなければなりません。では、美肌という観点ではどうでしょうか。美しい肌をつくるには「多くの品目をバランスよく食べる」ことも重要なポイントです。

温泉旅館の夕食のひとつに、会席料理のコース仕立てがあります。前菜で山菜や野菜、海のもの、山のものがひと口ずつ登場します。これでバリエーション豊富な品目を楽しめます。お造りで、新鮮な海や川のお魚タンパク質、丁寧に出汁をとった汁物をいただき、焼き物や鍋物で肉や魚介を野菜と一緒に味わい、酢の物や郷土料理なので酵素も取り入れつつ、最後においしいお米でちょっと炭水化物。肌の細胞再生を助ける栄養がいっぱいです。そして、この食べ順は美容にも健康にもよいのです。

このように選び抜かれた素材で多くの品目を一度の食事でバランスよく最適な順番で食べることなど、なかなか日常では難しいと思います。温泉旅館でコース仕立てのお料理をいただくときは、日常の観念をちょっと切り替えて、美肌をつくる栄養の日と考えてみてはいかがでしょうか。

ローカルフードと旬の食べ物は「美食同源」

旬の食べ物はその季節の美を助けます。たとえば、春の山菜は冬の間にたまった老廃物の排出を促し、イライラが起こりやすい季節に情緒を安定させてくれます。春キャベツは季節の変わり目に弱りがちな消化機能を助けます。夏のトマトは抗酸化作用で紫外線のダメージから肌を守り、スイカやズッキーニは熱を放出して潤いを補い渇きを癒します。秋の梨は肺や肌を潤し、キノコ類は腸を浄化して水分不足のカラカラ便秘を緩和します。冬野菜のかぶ、ニンジン、レンコン、ゴボウなどは体を温め、ブリやアンコウなど冬が旬の魚の栄養はアンチエイジングの味方です。その季節の旬の食材は、その季節の美の大敵となる悩みの解決を助ける力を持っています。

日本列島は縦に長く、亜寒帯・冷温帯・暖温帯、亜熱帯の四つの気候帯に属し、日本海側のスノーベルト、太平洋側のサンベルト、中部山岳地帯の内陸気候、瀬戸内気候と、地形や海流によっても土地の個性が大きく変わり、多様な地域の特性があります。そこへ四季の変化が加わって多彩な食材に出会えるのです。

温泉を求めて日本各地を旅すると、その土地ならではの食材や、食文化をもったローカルフードに出会えます。旅はその土地に身を置くということがとても大切なビューティ要素です。温泉はその土地のエネルギーが詰まった水です。ローカルフードにも土、風、海、山の力があふれています。温泉へ旅をしないと出逢えないその土地の旬の食べ物から力をもらって、ビューティチャージしましょう。

あとがき

やはり温泉は「生薬」と似ているという思いが、この本を書いてふつふつと湧いてきました。中医学で扱う「生薬」は、全て天然産物であり、植物由来、動物由来、菌類由来、鉱物由来のものがありますが、温泉にも同様に、地球の中に存在する多様な由来の天然成分が溶け込んでいるからです。日本全国を旅して出会える温泉は、その土地の地中で煎じられた「美の源泉」なのです。

環境省の「新・湯治コンテンツモデル調査事業」で、わたしは温泉と美肌の関係を中医学の考え方で調査を行いました。温泉入浴の前に、良導絡の計測器を用いて五行経絡のバランスを調べたところ、元気に働いている女性でも、ストレスなどから酸欠気味になっていたり、血の流れが悪くなっていたり、内臓の冷えがあったり、水の流れが滞ってむくみがちになっているなどの状態がみられたのですが、温泉に入浴した後に再び計測すると、五行経絡のバランスが整い、頑張りすぎてオーバーヒートぎみになっている部位は落ち着き、ストレスや冷えで働きが鈍くなっていた部位はスムーズになり、体内のバランスが整うことがわかりました。温泉入浴により体が心地よい状態になり、同時にエネルギー量が増加して気力もアップし、肌の水分や油分のバランスが整い、つややかな肌をもたらすことも見えてきました。温泉に入ると「体や気持ちが楽になる」「肌がつやつやする」と感覚的に感じていたことを数値で見ることができたのです。こうした研究結果が得られたことに励まされて、新しい温泉ビューティ論を書き記し、誰も気がつかなかった温泉の使い方を世に送り出さなければと思いました。温泉ビューティへの探究はまだまだ続きますが、この本をきっかけに、温泉が持つビューティの可能性を分かち合い、多くのみなさんに楽しんでいただけたら幸せです。

温泉ビューティ論を深めるきっかけとなった、温泉を中医学的視点で研究するヒントをくださった台湾・嘉南薬理大学の甘其銓教授、日本において同研究調査を進めるにあたりご指導いただいた国際医療福祉大学大学院の前田眞治教授に感謝いたします。著書「温泉ビューティ」に続き、この本の出版を即決してくださった株式会社グリーンキャットの志原篤司さん、粘り強く寄り添ってくださった編集者の北崎二郎さん、石井の新しい温泉ビューティの本を「楽しみにしています」と、いつも励ましてくださった温泉を愛するみなさまのおかげで突き進むことが出来ました。ありがとうございます。

石井宏子

【参考文献】

石井宏子「温泉ビューティ《温泉美容力の活用法》」（グリーンキャット）
日本温泉気候物理医学会・日本温泉療法医会「入浴・温泉療養マニュアル」
日本温泉気候物理医学会「新温泉医学」
「温泉療養学」（社団法人民間活力開発機構）
環境省「温泉療養のイ・ロ・ハ」
植田理彦「温泉はなぜ体によいか」（講談社）
阿岸祐幸「温泉と健康」（岩波新書）
阿岸祐幸ほか「温泉の百科事典」（丸善）
前田眞治「温泉の最新健康学」（悠飛社）
日本温泉科学会編「温泉学入門」（コロナ社）
遠間和広「温泉ソムリエテキスト」（赤倉観光協会）
王少麗「中国医学実践講座テキスト」（長春中医薬大学・東京薬科大学）
平間直樹・兵頭明・路京華・劉公望「中医学の基礎」（東洋学術出版社）
小金井信宏「中医学ってなんだろう」①人間のしくみ（東洋学術出版社）
阪口珠未「新版・毎日使える薬膳&漢方の食材事典」（ナツメ社）
櫻井大典「まいにち漢方食材帖」（ナツメ社）

〈温泉は季節で選ぶと、もっと美肌になれます〉

新・温泉ビューティ

二〇二三年十月二十九日　第一刷発行
二〇二三年十一月十二日　第二刷発行

著　者　石井宏子

編集人　北崎二郎
発行人　志原篤司
発行所　株式会社 グリーンキャット
東京都千代田区麹町四ー三ー三 新麹町ビル
電話（〇三）六二五六ー八三七七
URL:http://www.greencat.co.jp
編集制作　北崎事務所
印刷所　株式会社 平河工業社

Printed in Japan ISBN978-4-904559-20-8